医学与医学生物学实验室安全练习册

主　编　徐善东

副主编　霍　莹　袁　园　孙品阳

编　委（按姓氏笔画排序）

丁库克　王　磊　卢　静　孙品阳

李　晶　李劲松　杨业鹏　陈莉月

赵海龙　姚婧婧　贺慧颖　袁　园

高　艳　郭敏杰　董君枫　霍　莹

北京大学医学出版社

YIXUE YU YIXUESHENGWUXUE SHIYANSHI ANQUAN LIANXICE

图书在版编目（CIP）数据

医学与医学生物学实验室安全练习册 / 徐善东主编.
—北京：北京大学医学出版社，2022.10
ISBN 978-7-5659-2716-4

Ⅰ. ①医⋯ Ⅱ. ①徐⋯ Ⅲ. ①医学检验 - 实验室管理 - 安全管理 - 习题集②生物学 - 实验室管理 - 安全管理 - 习题集 Ⅳ. ① R446-44 ② Q-338

中国版本图书馆 CIP 数据核字（2022）第 155396 号

医学与医学生物学实验室安全练习册

主　　编： 徐善东
出版发行： 北京大学医学出版社
地　　址：（100191）北京市海淀区学院路 38 号　北京大学医学部院内
电　　话： 发行部 010-82802230；图书邮购 010-82802495
网　　址： http：//www.pumpress.com.cn
E-mail： booksale@bjmu.edu.cn
印　　刷： 北京瑞达方舟印务有限公司
经　　销： 新华书店
策划编辑： 董采萱
责任编辑： 靳　奕　　**责任校对：** 靳新强　　**责任印制：** 李　啸
开　　本： 787 mm × 1092 mm　1/16　　**印张：** 8.25　　**字数：** 210 千字
版　　次： 2022 年 10 月第 1 版　2022 年 10 月第 1 次印刷
书　　号： ISBN 978-7-5659-2716-4
定　　价： 25.00 元

前　　言

中国医学装备协会医学实验室装备与技术分会自成立之初就特别关注医学相关实验室的安全问题，先后出版了3版医学相关实验室安全管理用书，分别是2010年10月出版的《医学与生物学实验室安全技术指南》（第1版）、2013年7月出版的《医学与生物学实验室安全技术管理（第2版）》和2019年8月出版的《医学与医学生物学实验室安全（第3版）》。这三版均受到业内人员的肯定和广泛欢迎，被多所高校作为实验室安全教育及安全管理相关课程的专业教材和指导用书，为医学与医学生物学实验室安全学科建设奠定了坚实基础。特别是《医学与医学生物学实验室安全（第3版）》于2019年出版后，更是得到多所兄弟医学院校的充分肯定，有的学校已将它作为本科生教学用书，有的学校作为实验室管理者或实验室安全技术人员的工作指导用书。在使用过程中，他们表示希望分会能够出版配套练习册。

为了满足同行的学习需求，提高广大师生和业内人员的学习效果，也为了探索医学与医学生物学实验室安全管理学科建设的有效途径，中国医学装备协会医学实验室装备与技术分会在2021年召开专题会议，经认真讨论后决定启动《医学与医学生物学实验室安全练习册》（以下简称《练习册》）的编写工作。

《练习册》是《医学与医学生物学实验室安全（第3版）》的配套用书，按照其章节顺序编写，尽量体现其重点、难点。题型包括单选题、判断题、名词解析和简答题，基本能够满足学生和工作人员对《医学与医学生物学实验室安全（第3版）》的复习、巩固之需。

在中国医学装备协会医学实验室装备与技术分会全体委员支持下，在分会多位专家的鼎立相助、编委会的专业指导和编者的共同努力下，《练习册》得以顺利完成。在此一并向给予此次编写工作支持和帮助的领导、专家和学者表示衷心的感谢与诚挚的敬意！

虽然《练习册》的编写专家尽了最大的努力，但因知识、能力、视野、时间等所限，仍有不完善或不尽如人意的地方。诚恳希望各位专家、同行和读者对《练习册》提出宝贵意见和建议。

徐善东

目　　录

第一章 概 述

一、单选题

1．实验室按照工作任务可以划分为教学实验室、科研实验室和（ ）。

A．测试服务和生产开发类实验室　　B．理科实验室

C．检测实验室　　D．校准实验室

2．标准是衡量事物的准则，是对重复性事物和概念所做的统一规定，是国际、国内或行业、企业内共同遵守的准则和依据。我国制定的国家标准的符号是（ ）。

A．ISO　　B．GB　　C．WS　　D．CNAS

3．实验室安全必须符合（ ）的发展理念。

A．事业发展　　B．规范化管理

C．以人为本　　D．服务中心工作

4．教育部要求高校实验室安全管理组织体系建设包括领导机构、督查队伍及专（兼）职的安全工作人员，有明确的（ ），有队伍建设计划等。

A．安全检查标准　　B．安全准入制度

C．安全应急预案　　D．岗位职责

5．医学与医学生物学实验室中的信息安全必须注重维护人体解剖学遗体捐献者信息、卫生统计学和（ ）信息（包括人类族群特殊信息）等医学伦理相关信息的安全。

A．安全检查数据　　B．遗传学　　C．实验工作者　　D．工作环境

6．实验室认可与检验检测机构资质认定都是对实验室技术条件及专业能力的评价许可，但是，实验室认可的实施主体是（ ），而资质认定的实施主体是（ ）。

A．自愿申请的待评定实验室，检验检测机构

B．检验检测机构，自愿申请的待评定实验室

C．权威机构，由政府授权的政府机构

D．政府机构，权威机构

二、判断题

1．实验室的确认是审查、核实一个实验活动场所、机构组织是否符合实验室基本定义的行为。（ ）

2．实验室认可就是实验室确认。（ ）

3．实验室认可可以自愿申请，检验检测机构的资质认定是行政许可制度。（ ）

4．实验室安全是实验室健康可持续发展的前提和保障。（ ）

5．实验室安全建设不需要经费投入。（ ）

三、名词解释

1．实验室
2．实验室认可
3．实验室安全

四、简答

1．请简述实验室产生及演变过程。
2．请简述实验室确认的基本原则。
3．请简述实验室主要分类原则。
4．请简述教育部对高校实验室建设和管理 6 个方面的要求。
5．请简述实验室安全的主要内容。

第一章参考答案

一、单选题

1．A　2．B　3．C　4．D　5．B　6．C

二、判断题

1．✓　2.×　3.✓　4.✓　5.×

三、名词解释

1．实验室：是根据不同的实验性质、任务和要求，设置相应的实验装置以及其他专用设施，由教学、科研人员在实验技术人员合作下，有控制地进行教学、科研、生产、技术开发等实验的场所和机构。
2．实验室认可：是由主任评审员和技术评审员对实验室内所有影响其出具检测 / 校准数据的准确性和可靠性的因素进行的全面评审。
3．实验室安全：是指在实验过程中，主观安全意识强烈，并采用了有效的方法和技巧，使得实验室不发生安全事故，对实验室工作者和周围人群不产生伤害，没有造成人身、财产威胁，对环境没有造成污染。

四、简答题

1．实验室产生及演变过程为：古代，中国、希腊、埃及的科学家们开展了大量科学实验，他们当时进行实验的场所可以被广义地认为是实验室雏形。13 世纪，英国牛津大学著名学者罗杰 · 培根（Roger Bacon）第一次将科学实验提到了重要的位置。真正的实验科学开拓者伽利略（Galileo，1564—1642）不但将实验作为科学研究的一种重要手段，还提供了重要的实验方法。随着科学研究不断发展，实验室的建立逐步由个别研究者发展为科学团体组织，随后，各国著名大学相继成立了实验室。近 200 年来，世界各地逐渐出现了涉及更多学科和功能的实验室。总之，实验室是伴随着科学技术和社会发展而发展的，人们对实验室的认识也是一个逐渐提高的过程。

2．实验室确认的基本原则主要有以下 7 个方面：

（1）有满足实验技术工作要求的房舍、设施和场所等环境。

（2）有健全的组织机构，配备管理和从事实验室活动所需的专业人员。

（3）有足够数量且配套的实验仪器和实验设备。

（4）有科学的工作规范和完善的实验室管理制度。

（5）有稳定的学科发展方向和实验教学、科学研究或检测服务、技术开发等明确的实验任务。

（6）有必需的实验室项目经费。

（7）有一定的经济效益和社会效益。

3．实验室的分类原则有多种，通常使用的有 3 种：第一种是按学科系统原则划分，如化学实验室、物理实验室、生物学实验室；第二种是按工作任务原则划分，如教学实验室、科研实验室、测试服务实验室和生产开发类实验室；第三种是按工作性质划分，如检测实验室、校准实验室。

4．教育部对高校实验室建设和管理主要从以下 6 个方面进行了要求：一是建立规章、健全规范，二是教学水平及科研贡献，三是仪器设备开放共享交流及运行管理，四是队伍建设及人才培养，五是环境设施建设，六是实验室安全建设。

5．实验室安全的主要内容包括：实验室人员安全、实验室环境安全、实验室仪器设备安全、实验过程操作安全、实验用药品试剂材料安全及实验室信息安全。医学与医学生物学实验室中尤其要注重维护人体解剖学遗体捐献者信息、卫生统计学和遗传学信息（包括人类族群特殊信息）等医学伦理相关信息的安全。

第二章　实验室安全管理

一、单选题

1. 实验室安全效益具有间接性、（　）、长效性和潜在性等特性，安全效益的价值和作用是在安全事件（或事故）发生之时才能表现出来。

   A．及时性　　B．滞后性　　C．直观性　　D．短暂性

2. 涉及保密的实验室的建设和运行的所有信息都应该按照保密相关规定予以管理，尤其是生物安全三级及以上级别的实验室，相关档案需保管达（　）年以上。

   A．5　　B．10　　C．15　　D．20

3. 根据《风险管理术语》（GB/T 23694—2009）和《风险管理　风险评估技术》（GB/T 27921—2011）的描述，风险评估分为（　）3个步骤。

   A．风险预测、风险分析和风险评价　　B．风险预测、风险分析和风险报告

   C．风险识别、风险分析和风险评价　　D．风险识别、风险分析和风险报告

4. 海恩法则是帕布斯·海恩在20世纪中叶提出的关于（　）的法则。

   A．航空界安全飞行　　B．实验室安全运行

   C．海航界安全航行　　D．病原微生物安全操作

5. 墨菲定理是美国爱德华兹（　）的爱德华·墨菲于1949年参加MX981实验时根据受试者表现做出的论断。

   A．生化武器研究中心　　B．海军基地

   C．空军基地　　D．病毒研究所

二、判断题

1. 实验室每个工作人员都应主动报告可能不适于从事特定任务的个人状态，不因人事、经济等任何压力而违反规定，并主动识别和报告任何危险和不符合规定的工作。（　）

2. 实验室安全管理制度应具有权威性和稳定性，一旦制定，在任何情况下都必须遵守且不能更改。（　）

3. 风险管理是指导和控制与风险相关问题的协调活动，是动态、循环并持续改进的。（　）

4. 风险评估要求单位事先对所有拟开展的实验活动涉及的风险进行评估，如理化、辐射、设备存在的风险，而不是对水、电、气这类常规设施进行评估。（　）

5. 实验室应建立报告制度，所有的实验室事件和事故（疾病属个人隐私，不在此范围内）都应当以口头或者书面形式进行报告。（　）

6. 在实验室里应该采用规范清晰的标识对实验室设施设备、入口和出口、易燃易爆化学品、辐射因子、生物危险材料等进行标识，实验室管理人员还应根据实情及时更新标识。( )
7. 为开展实验活动进行的所有准备，如人员的培训、试剂耗材的置备、设施设备的状态虽然可以不进行记录，但实验活动中涉及安全的事件如实验步骤、实验所用设备状态、实验结果、危险废物处置等均应及时进行记录。( )
8. 所有进入实验室的人员均应根据进入区域的不同，分别获得有关部门或实验室主任的批准或由实验室内部人员带领方可进入实验室。( )
9. 所有进入实验室的人员须身体状况良好，从事实验操作的人员应参加并通过实验室安全知识培训和专业技能培训，并自愿从事拟开展的实验活动。( )
10. 实验室安全效益不是在事故发生之时才会表现价值和作用，而是在安全措施运行之时就能体现出来。( )
11. 实验室应建立安全年报制度，对安全成效进行宣传，以合适的方式向所有利益相关方，而不仅仅是实验室成员内部公布实验室的运行状态。( )
12. 为达到隔离人与操作对象、人与环境、操作对象与环境，保护人、样本和环境的目的，实验室设有两级屏障：一级屏障是建筑设施，二级屏障主要是设备和个人防护装备。( )
13. 医学实验室中的各种材料由于其自身性质、导致危害的途径、引起的后果不同，在选择、采购、运输、验收、保存、使用和废物处置时都需要遵循与其特性相适应的要求和程序。( )
14. 对医学实验室中工作人员的健康监测指的是人员暴露情况下的医学控制，而不是对日常健康状况和人员精神状态的评价。( )
15. 实验室安全评价要对可能导致不安全的所有因素的状态（不含采取措施后的效果）进行估计，这些不安全因素可能来自设施、设备、装备等硬件部分，也可能来自技术操作规范与否等软件部分。( )
16. 实验室风险应对措施并不一定能将原有风险降到零甚至还有可能引起其他风险，那么，对剩余风险也需要进行评价、应对、监督和检查。( )
17. 实验室安全准入制是一次性的审核，是对人员开展风险评估的一种管理方式，一般遵循固定的安排，不随便根据人员状态调整。( )

三、名词解释

1. 实验室安全评价
2. 风险识别
3. 风险分析
4. 风险评价
5. 安全检查表法

四、简答题

1. 请简述实验室安全管理过程中应遵从的原则。

2．请简述实验室安全管理制度有哪些特点。
3．请简述实验室安全管理制度的制定原则。
4．请简述实验室安全管理制度的主要内容。
5．请简述开展实验室安全评价应遵守的原则。
6．请简述对海恩法则的理解。
7．请简述对墨菲定律的理解。
8．请简述海恩法则和墨菲定律带来的启示。
9．请简述 SWOT 分析法的 S、W、O、T 4 个字母分别代表什么含义。
10．请简述如何将 SWOT 分析法应用于实验室安全研究。
11．请简述 3E 安全管理法的 3E 分别代表什么含义。
12．请简述 WRS 方法论的 W、R、S 分别代表什么含义。

第二章参考答案

一、单选题

1．B　2．D　3．C　4．A　5．C

二、判断题

1．√　2．×　3．√　4．×　5．×　6．√　7．×　8．√　9．√　10．×
11．√　12．√　13．√　14．×　15．×　16．√　17.×

三、名词解释

1．实验室安全评价：是对与安全有关的所有因素的状态，包括为去除、减少和降低危害采取措施后的效果的评价，本质上是对实验室是否存在安全隐患的评价，亦可称为风险评价或风险评估。评价的结果为是否开展实验活动做出决定提供合理客观的依据。
2．风险识别：是发现、列举和描述风险要素的过程。
3．风险分析：包括对风险发生的可能性和对潜在后果的估计，以确定风险级别。
4．风险评价：是将风险分析的结果与风险准则进行比较，或者在各种风险的分析结果之间比较，确定风险等级，以便做出风险应对的决策。
5．安全检查表法：是运用安全系统工程的方法，发现系统以及设备、机器装置和操作管理、工艺、组织措施中的各种不安全因素，列成表格进行分析的方法。

四、简答题

1．实验室安全管理过程中应遵从以下 6 个原则：安全首位、科学合理、预防为主、方便使用、远离危害、以人为本。
2．实验室安全管理制度具有 4 个特点，分别是：权威性、排他性、特定范围内的普遍适用性、相对稳定性。
3．实验室安全管理制度的制定原则包括：合法合规、切实可用、全面覆盖、方便使用、持续完善。

4．实验室安全管理制度的主要内容包括：评估制度、安全计划审核制度、安全检查制度、报告制度、标识制度、记录制度、准入制度、人员培训制度、安全效益评价制度、安全年报制度、奖励与惩罚制度。

5．开展实验室安全评价应遵守以下 4 条原则：

（1）明确评价目的，包括评价结果的输出方式；

（2）采取透明的操作方式获得客观的结果；

（3）在能满足管理要求的前提下尽可能简单，在获得大量细节和复杂的操作之间取得平衡，避免过多的假设以免降低评价的可信度；

（4）充分考虑时间和信息来源的限制，充分考虑不安全因素与人、环境相互作用的复杂性。

6．海恩法则指出："每一起严重事故的背后，必然有 29 次轻微事故和 300 起未遂先兆以及 1000 起事故隐患"，主要说明了飞行安全与事故隐患之间的必然联系。其深刻含义即事物的质变是由量变引起的，要关注事故发生的先兆和隐患，把问题控制在萌芽状态，且任何技术和规章都无法取代人自身的素质和责任心。

7．墨菲定理的内容是："如果有两种或以上选择，其中一种将导致灾难，那么必定有人会做出这种选择"。其引申含义即只要存在发生事故的原因，事故就一定会发生，而且不管其可能性有多么小，但总会发生，并造成最大可能的损失。

8．海恩法则及墨菲定理给了我们这样的启示：事故的出现都符合从隐患、萌芽到发生的发展规律，每一次重大事故的背后都有先兆，偶然事件、小概率事件都是问题积累到一定程度的质变，当偶然事件、小概率事件再次升级就会导致严重的安全事故发生。

9．SWOT 分析法又称为态势分析法，其中 S（strengths）是优势，W（weaknesses）是劣势，O（opportunities）是机会，T（threats）是威胁。

10．SWOT 分析法主要是通过调查列举与研究对象密切相关的各种内部优势、劣势和外部的机会、威胁等，依照矩阵分布排列 4 部分内容，通过系统分析，将各因素相互匹配并加以分析，从中得出相应的带有决策性的一系列结论。运用这种分析方法，可以对实验室的安全情况进行全面、系统、准确的研究，从而根据研究结果制定相应的实验室安全管理办法、宣传教育方法，以及安全发展战略、计划和对策等。其主要步骤为：分析优势、劣势、机会、威胁 4 方面因素，根据分析结果构造 SWOT 矩阵，通过矩阵分析利弊及成功要素然后制定计划。

11．3E 分别指强制管理（Enforcement）、教育培训（Education）、工程技术（Engineering）3 个方面，也称 3E 对策。工程技术对策着重解决的是物的不安全状态；教育培训对策着重解决的是人的不安全行为，让人知道应该怎么做；强制管理对策则是使人知道必须要怎么做，三者相辅相成，共同做好事故预防工作。

12．WRS 方法论的 W 指物理，即仪器设备、实验材料、操作标准、信息化平台、经费保障等；S 指事理，即组织框架、规章制度、管理目标和安全文化；R 指人理，即领导层、管理层和执行层。

第三章　实验室安全文化建设

一、单选题

1．实验室安全管理制度的制定应遵守以下 4 个基本原则：必要性原则、合法性原则、规范性原则、（　）原则。

A．时效性　　B．可行性　　C．直观性　　D．条件性

二、判断题

1．实验室应投入经费定期采购先进的、安全的实验设备，淘汰陈旧的、有故障的、已超过使用年限的仪器设备，避免因仪器设备老旧而引发安全事故。（　）

2．因为学生具有流动性和不稳定性的特点，所以不应该让学生参与实验室安全管理工作。（　）

三、名词解释

1．实验室安全文化

四、简答题

1．请简述实验室安全文化的意义。

第三章参考答案

一、单选题

1．B

二、判断题

1．✓　2．×

三、名词解释

1．实验室安全文化：实验室安全文化是存在于实验室组织和个人中的安全意识、安全态度、安全责任、安全知识、安全能力和安全行为方式等的总和，包括具有传承性的实验室物质文化、制度文化、精神文化和行为文化等。

四、简答题

1．实验室安全文化的意义包括：

（1）实验室安全文化是校园安全文化的重要组成部分，是构建和谐校园的要求，是社会主义精神文明建设的重要内容。

（2）实验室安全文化使实验室安全管理制度和安全管理活动具有强有力的文化约束和支持，实现实验室安全状况的根本好转。

（3）通过实验室安全文化，营造实验室安全氛围，从思想层面入手，从根本上预防和杜绝实验室安全事故的发生。

（4）实验室安全文化是高等教育文化传承与创新的内容之一，有利于学校软实力提高。

第四章　医学与医学生物学实验室

一、单选题

1．生命伦理学“四原则”，即尊重自主原则、不伤害原则、（　）和公正原则，一直被学界引为生物医学伦理学公认的普遍原则。

A．有利原则　　B．人道原则

C．仁爱原则　　D．伦理优先原则

2．医学与医学生物学实验室安全的首要原则是（　）。

A．安全与科研两手都要抓、两手都要硬　　B．科研第一、安全先行

C．安全第一、预防为主　　D．预防第一、实验第二

3．医学与医学生物学实验室安全管理的制度包括：一般安全管理制度、应急预案及安全事故处理制度和（　）。

A．定期安全报告制度　　B．全员安全准入制度

C．全员负责制度　　D．对外安全责任制度

二、判断题

1．医学与医学生物学实验室安全的内容包括建筑与设施安全、仪器设备安全、试剂耗材安全、废弃物安全等，治安和消防属公共秩序不在此范畴内。（　）

2．目前高等医学院校实验室安全管理工作一般实行校、院（所、中心）、系（实验室）三级管理模式。（　）

三、简答题

1．请简述与一般实验室相比，医学与医学生物学实验室有哪些独特性。

2．请简述医学与医学生物学实验室的功能包括哪些方面。

3．请简述医学与医学生物学实验室安全的特殊性包括哪些方面。

4．请简述医学与医学生物学实验室安全管理体系文件的 4 个层次。

第四章参考答案

一、单选题

1．A　2．C　3．D

二、判断题

1．× 2．✓

三、简答题

1．医学与医学生物学实验室除具备一般实验室的特点外，还有其独特性，包括：

（1）人员复杂且流动性大。

（2）实验室研究方法多样。

（3）实验材料多样。

（4）生物安全要求高。

（5）涉及医学伦理问题。

（6）涉及实验动物福利问题。

2．医学与医学生物学实验室的功能包括：

（1）一般实验室的功能。

（2）培养医学人才的功能。

（3）为疾病诊断和临床治疗提供判断依据的功能。

3．医学与医学生物学实验室安全的特殊性包括：

（1）仪器设备的安全风险高。

（2）实验用试剂材料复杂多样。

（3）实验对象特殊。

（4）实验室废弃物特殊。

4．医学与医学生物实验室安全管理体系文件分为：

（1）安全管理手册：应对组织结构、人员岗位及职责、安全及安保要求、安全管理体系、体系文件架构等进行规定和描述，为第一层次的文件。

（2）工作程序：应满足实验室实施所有的安全要求和管理要求，为第二层次的文件。

（3）说明及标准操作规程（SOP）：应详细说明设施、设备、操作的功能、危险因子、防护方法、具体操作步骤、应急措施等，为第三层次的文件。

（4）记录：应按 ISO15189 的要求对文件进行控制，为运行提供证据，为第四层次的文件。

第五章　医学与医学生物学实验室建筑与设施安全

一、单选题

1．实验室的系统设计原则包括（　）。
A．安全性、科学性　B．功能性、先进性
C．可行性、合理性　D．以上均是

2．实验室在布局设计时，应重点考虑（　）。
A．外通道、内通道　B．入口、门锁
C．面积、进深　D．以上均是

3．以下不属于局部排风设备的是（　）。
A．生物安全柜　B．排风柜
C．高压蒸汽灭菌器　D．排风罩

4．实验室的通风形式分为（　）。
A．自然通风　B．机械送排风　C．局部送排风　D．以上均是

5．实验室的废气类型包括（　）。
A．有机废气　B．无机废气　C．生物气溶胶　D．以上均是

6．以下说法错误的是（　）。
A．有条件的实验室应双路电源供电
B．我国的标准电压是220V
C．电源插座可设置在水管及易燃易爆气体管道旁
D．实验室应预留未来使用大型设备的用电

7．使用漏电保护器是为了防止（　）。
A．触电事故　B．电压波动　C．电流过大　D．电流过小

8．电线插座损坏时会引起（　）。
A．工作不方便　B．不美观　C．触电伤害　D．工作方便

9．使用的电气设备按有关安全规程，其外壳应（　）防护措施。
A．无　B．有保护性接零或接地
C．有防锈漆　D．有绝缘塑料

10．静电的危害不包括（　）。
A．让仪器产生噪声和失真　B．引起电气装置能耗增大
C．可能引发爆炸及火灾事故　D．扰乱精密仪器

11．消除静电的方法有（　）。
A．接触安全区内的金属接地棒
B．在手腕上佩戴接地腕带
C．穿着专用的防静电鞋、防静电工作服
D．以上均是

12．以下实验室用电的注意事项错误的是（　）。
A．实验前先检查用电设备，再接通电源
B．离开实验室或遇突然断电，应关闭电源
C．如仪器附近没有电源，可将电源线放置在通道上
D．做完实验或离开实验室要及时断电

13．以下实验室用水注意事项中正确的是（　）。
A．实验室产生的废酸可直接倒入下水道处理
B．实验用水包括自来水、蒸馏水和纯水
C．三级和四级生物安全实验室污染区的废水可以直接排入室外排水管网
D．含辐射物质类污水可以直接排放

二、判断题

1．医学与医学生物学实验室的建设有其特殊性，需要综合考虑实验室的总体规划、工艺要求、层高以及各楼层合理布局。（　）
2．实验室的建设不需论证功能布局和安全，只需要委托承包单位负责即可。（　）
3．已使用实验室可以根据需求自行随意改建。（　）
4．实验室废弃物在处置前可以存放在走廊公共区域。（　）
5．为了方便，实验室的门可一直敞开，任何人可随意出入。（　）
6．有大型仪器和净化要求的实验室的层高一般宜不低于 4.5 米。（　）
7．实验室面积没有统一标准，可根据实验室的用途和使用情况确定。（　）
8．改建实验室时如果找不到原始建筑设计图，可自行改动室内管线布局。（　）
9．在设计中尽量减少对原有墙体和结构的破坏，可采用维修柱和维修桥架模式。（　）
10．防爆实验室可使用普通实验室替代。（　）
11．为了搬运大型仪器设备，实验室需要设计 1.2 米或更宽的不等宽双扇子母门或者双开门。（　）
12．为了保护隐私，实验室可不保留观察窗，有观察窗的也可以遮挡住。（　）
13．一级生物安全实验室，没有特殊的通风要求，可以采用自然光线、自然通风。有条件的实验室可以配置机械通风。（　）
14．二级及以上的生物安全实验室要采用适当的机械设备实现机械送排风，气流方向应由污染区流向清洁区。（　）
15．二级及以上的生物安全实验室的废气可直接排放到室外。（　）
16．三级和四级生物安全实验室必须采用全新风系统。（　）
17．排风柜总体要求密封，保证有毒有害气体排出。（　）

18．使用多台通风柜时，可能会形成房间空气负压而影响实验结果，此时应设计补风系统。（ ）

19．因使用多种仪器设备，生物安全实验室的噪声可以大于 70 分贝。（ ）

20．触电主要是指电流流经人体，使人体功能受到损害。（ ）

21．为了使用方便，可串联多个插线板，连接多台仪器设备使用。（ ）

22．对设备进行维修时，不需切断电源，但要在明显处放置警示牌。（ ）

23．加装合理的避雷器和避雷针等设施，并合理接地是最有效的防雷手段之一。（ ）

24．在很少下雨的地区，不需要在危险化学品仓库外设置防雷设施。（ ）

25．长时间使用电热或大功率设备而环境通风不畅可能引发电器火灾。（ ）

26．可以在设备散热口放置不用的纸箱、试剂瓶等物品。（ ）

27．大型仪器的电源线需正确接地。（ ）

28．在实验室增加仪器的情况下，实验室用电可以超负荷运行。（ ）

29．实验室应配置洗眼器和紧急淋浴器等安全设施。（ ）

30．可以用一般的淋浴喷头代替洗眼器。（ ）

三、名词解释

1．实验室建筑

2．实验室外通道

3．实验室内通道

4．实验室通风

5．实验室排水系统

第五章参考答案

一、单选题

1．D 2．D 3．C 4．D 5．D 6．C 7．A 8．C 9．B 10．B

11．D 12．C 13．B

二、判断题

1．√ 2．× 3．× 4．× 5．× 6．√ 7．√ 8．× 9．√ 10．×

11．√ 12．× 13．√ 14．× 15．× 16．√ 17．√ 18．√ 19．×

20．√ 21．× 22．× 23．√ 24．× 25．√ 26．× 27．√ 28．×

29．√ 30．×

三、名词解释

1．实验室建筑：用于科学研究、教育教学、检验检测实验的建筑。

2．实验室外通道：实验室外的走廊、电梯间等区域。

3．实验室内通道：在建筑物中自成隔离区内的通道，如生物安全三级、四级实验室的缓冲间区域等。

4．实验室通风：借助换气稀释或通风排除等手段，控制空气污染物的传播与危害，实现室内外空气环境质量保障的一种建筑环境控制技术。

5．实验室排水系统：将分散在实验楼各房间内的试验设备、辅助设备、卫生器具等使用后排出的生产污水、生活污水分类汇集后排往室外排水管网的排污系统。

第六章　医学与医学生物学实验室消防安全

一、单选题

1．实验室走廊净宽要满足安全疏散的要求，最小宽度为（　）。

A．1 米　　B．1.4 米　　C．2 米　　D．2.4 米

2．火灾初起阶段是扑救火灾（　）的阶段。

A．最不利　　B．最有利　　C．较不利　　D．无差别

3．楼内失火应（　）。

A．从疏散通道逃离　　B．乘坐电梯逃离

C．在现场等待救援　　D．见到门口就跑

4．泡沫灭火器不能用于扑救（　）火灾。

A．塑料　　B．汽油　　C．金属钠　　D．通风管道

5．使用灭火器扑救火灾时要对准火焰的（　）部位喷射。

A．上部　　B．中部　　C．根部　　D．中上部

6．可以用水扑灭的火灾是（　）。

A．油类起火　　B．酒精起火　　C．电器起火　　D．棉被起火

7．（　）火灾不能用水扑灭。

A．棉布、家具　　B．金属钾、钠　　C．木材、纸张　　D．塑料、泡沫

8．以下对报警电话描述错误的是（　）。

A．119 报警电话是免费的

B．发生火灾时任何人都可以拨打 119

C．为了演练，平时可以拨打 119

D．发生火灾后应及时拨打报警电话并通知相关负责人

9．二氧化碳灭火剂不适用于扑救（　）火灾。

A．图书　　B．精密仪器　　C．贵重仪器　　D．火药

10．以下机关、团体、企业、事业单位的消防安全职责，不正确的是（　）。

A．组织防火检查，及时消除火灾隐患

B．制定消防安全制度、消防安全操作规程

C．不需对职工进行消防宣传教育

D．按照国家有关规定配置消防设施和器材，设置消防安全标志，并定期组织检验，确保消防设施和器材完好有效

11．发生火灾后，逃生方法错误的是（　）。

A．发生火灾后，选择最近的逃生出口

B．逃离火场的路线上遇有浓烟烈火时，必须把自己的衣服淋湿；再找一块湿毛巾捂住口鼻，以起到隔热滤毒的作用

C．在有浓烟的情况下，采用低姿势撤离，视线不清时，手摸墙壁徐徐撤离

D．高层实验室的楼道内烟雾过浓，无法冲出时，选择跳楼逃生

12．以下不属于实验室加热设备的是（　）。

A．水浴锅　　B．烘箱　　C．离心机　　D．电吹风机

13．以下不属于实验室使用加热设备的注意事项的是（　）。

A．配备相应的防护设施　　B．制定相应的应急预案

C．仪器使用过程中可离开　　D．配置现场急救用品和消防设施

14．以下不属于消防设备的是（　）。

A．区域报警器　　B．普通电梯　　C．自动喷淋器　　D．消火栓

15．以下属于实验室公共消防设施的有（　）。

A．火灾自动报警系统　　B．自动灭火系统

C．应急广播和应急照明　　D．以上均是

二、判断题

1．实验室可以随意使用明火炉。（　）

2．实验室的门至楼梯间的最长距离可以设计为 40 米。（　）

3．实验室走廊净宽要满足安全疏散的要求，最小为 1.4 米。（　）

4．灭火器材设置点附近不能堆放物品，以免影响灭火器的取用。（　）

5．消防工作的方针是“预防为主，防消结合”，实行消防安全责任制。（　）

6．当电气设备发生火灾后，如果可能应当先断电后灭火。（　）

7．电气设备着火时，可以用水扑灭。（　）

8．实验室一旦起火，不要惊慌失措，应利用消防器材，采取有效措施控制、扑灭火灾。（　）

9．泡沫灭火器可用于带电灭火。（　）

10．灭火沙主要用于油性有机溶剂和金属的燃烧。（　）

11．消火栓与高压水管道相连，由于喷射的是高压水，力量很强，至少要 3 个人同时操作。（　）

12．高压灭菌器、烤箱的压力表属于负压表，为安全起见，必须定期将表取下，送往专门的检定机构检测。（　）

13．细胞培养使用的二氧化碳压力表属于负压表，它显示气瓶内的压力以提示气瓶内的气体量。（　）

14．ABC 干粉灭火器指磷酸铵盐干粉、聚磷酸铵干粉等灭火器，可扑救金属燃烧火灾。（　）

15．干粉灭火器扑救可燃、易燃液体火灾时，应对准火焰根部扫射。（　）

16．使用二氧化碳灭火器时应注意避免冻伤和吸入。（　）

17．酒精灯可以在通风橱内使用，实验人员短暂离开可不熄灭。（　）

18．使用泡沫灭火器前应将灭火器倒置，将灭火液混合，使它们发生化学反应生成二

氧化碳。( )

19. 实验室内可以在无易燃物的位置吸烟。( )

20. 实验室普通工作人员不需要参加消防安全教育活动。( )

21. 白炽灯下方可存放不用的纸箱等物品。( )

22. 有机溶剂不溶于水，当其着火时，应用石棉布、湿布或灭火沙覆盖，绝对不能用水灭火。( )

23. 为使用方便，吹风机等设备不用时也可插着电源。( )

三、名词解释

1. 实验室消防设施
2. 烟雾传感器
3. 灭火器

四、简答题

1. 请简述常用灭火器材都有哪些以及分别适用于哪类火灾。
2. 请简述实验室如何管理各类加热设备。

第六章参考答案

一、单选题

1. B 2. B 3. A 4. C 5. C 6. D 7. B 8. C 9. D 10. C
11. D 12. C 13. C 14. B 15. D

二、判断题

1. × 2. × 3. √ 4. √ 5. √ 6. √ 7. × 8. √ 9. × 10. √
11. √ 12× 13. √ 14. × 15. √ 16. √ 17. × 18. √ 19. ×
20. × 21. × 22. √ 23. ×

三、名词解释

1. 实验室消防设施：包括适用于医学及医学生物学实验室的防火器材和各类安全措施。
2. 烟雾传感器：一般设置在屋顶，感受空气中的气体颗粒浓度。当烟雾达到一定程度时，会自动报警。
3. 灭火器：一种可由人力移动的轻便灭火器具，它能在其内部压力的作用下，将所充装的灭火剂喷出，用来扑救火灾，根据使用方式可分为手提式和车推式，根据内部充装的灭火剂分为泡沫、干粉、挥发液体、二氧化碳、酸碱、清水等不同种类。

四、简答题

1. 常用灭火器材和适用火灾类型主要包括以下几种：

(1) 干粉灭火器，适用于易燃、可燃液体、气体及带电设备的初起火灾。

(2) 二氧化碳灭火器，适用于扑救贵重设备、档案资料、精密仪器、600V 以下电气设备及油类的初起、小面积火灾。

(3) 泡沫灭火器，适用于扑灭桶装油品、管线、地面的火灾。

(4) 水剂灭火器，主要用于扑救木、竹、棉、纸等一般固体物质的初起火灾。

(5) 挥发液体灭火器，用于通风良好的机房、配电室或者存放文物档案、精密机械设备等区域的火灾。

(6) 灭火沙，主要用于油性有机溶剂和金属的燃烧。

(7) 灭火毯和石棉布，体积小、重量轻，可以折叠悬挂，放置位置随意，可用于实验室酒精灯着火或实验台面的小型火灾。

2. 实验室管理各类加热设备要做到：

(1) 单位及实验人员须提高实验室安全意识，加强加热设备的使用与管理，定期检查加热设备的安全状况，杜绝违规操作。

(2) 一般不得使用明火炉，如必须使用应根据消防安全管理制度，制定灭火和应急疏散预案，加强审批和使用监管。

(3) 使用加热设备的实验室应配备相应的防护设施，制定相应的应急预案，配置现场急救用品和消防设施等。

第七章　医学与医学生物学实验室设备与仪器安全

一、单选题

1．教育部部属高等院校对贵重设备仪器范围的规定是（　）。

A．单价≥40万元人民币

B．单件（台）价格不足40万元人民币，但属于成套或配套购置，其成套价格≥40万元人民币

C．单价不足40万元人民币，但属教育部根据国家有关部门规定、明确为贵重和稀缺的国外引进的设备仪器

D．以上均是

2．以下属于保存样本的仪器设备的是（　）。

A．超净工作台　　B．离心机

C．冰箱　　D．超声波清洗器

3．以下不属于培养样本的设备仪器的是（　）。

A．培养箱　　B．生物安全柜　　C．发酵罐　　D．天平

4．实验台和实验柜的主要特点不包括（　）。

A．需要附设水、电、燃气、负压吸引等各种管道

B．台面、柜壁等处需要做防腐蚀处理

C．满足存放各种形式、大小不一的实验器皿和各种试剂的需要

D．可以直接当办公桌使用

5．根据用途，实验器皿可分为（　）。

A．计量类　　B．反应类、容器类

C．分离类、固定夹持类　　D．以上均是

6．酒精灯内的乙醇少于其容积的（　），需要添加乙醇。

A．1/6　　B．1/4　　C．1/2　　D．2/3

7．以下不是压力容器安全指标的是（　）。

A．压力　　B．容积　　C．产品品牌　　D．介质特性

8．大量集中使用气瓶时以下错误的是（　）。

A．不必要设置符合要求的集中存放室

B．根据气瓶介质情况采取必要的防火、防爆、防电打火（包括静电）、防毒、防辐射等措施

C．通风要良好，要有必要的报警装置

D．避免阳光直射

9．使用（　）时，操作者的双手、手套及工具等不得沾染油脂。

A．氢气瓶　　B．氧气瓶

C．液化石油气钢瓶　　D．氮气瓶

10．搬运气瓶时，应该（　）。

A．戴好瓶帽，轻装轻卸　　B．随便挪动

C．无具体安全规定　　D．翻滚推动

11．满足（　）条件的被划定为压力容器。

A．工作压力≥ 0.1 MPa

B．容积≥ 0.03 m^3，并且内直径（非圆形截面内边界最大几何尺寸）≥ 150 mm

C．盛装介质为气体、液化气体以及介质最高工作温度≥其标准沸点的液体

D．以上 3 个条件同时具备

12．我国气体钢瓶常用的颜色标记中，氮气的瓶身和标字颜色分别为（　）。

A．黑、蓝　　B．黄、黑　　C．黑、黄　　D．蓝、黑

13．氢气瓶的规定涂色为（　）。

A．淡绿　　B．淡黄　　C．银灰　　D．紫红

14．氧气钢瓶不得与下列哪种钢瓶混合存放（　）。

A．乙炔钢瓶　　B．氩气钢瓶　　C．氮气钢瓶　　D．液化钢瓶

15．可能导致气体钢瓶爆炸的危险因素不包括（　）。

A．搬动过程的震动　　B．撞击

C．安装压力表　　D．日晒

16．高压灭菌器不能用于（　）物品的灭菌。

A．普通培养基　　B．医用生理盐水

C．外科手术敷料和器械　　D．血清

17．精密仪器实验室安全运行条件的要求主要为（　）。

A．温度、湿度　　B．洁净度　　C．防震　　D．以上均是

18．电子天平一般按照精度或等级进行划分（　）。

A．超微量电子天平　　B．微量天平、半微量天平

C．常量电子天平　　D．以上均是

19．以下不属于外界条件对设备仪器影响的风险因素的是（　）。

A．操作人员对设备仪器的操作熟练程度

B．设备的使用年限

C．设备仪器的维护保养和运行管理制度

D．停电、停水等对设备仪器运行的影响

二、判断题

1．实验室设备一般是按照设备仪器的精密贵重程度、主要功能和使用方向、结构及技术原理等进行分类。（　）

2．目前对设备仪器的分类均采用四层八位代码，每件设备仪器的分类代码均由 8 位阿拉伯数字组成。（ ）
3．瓶帽是保护瓶阀的安全附件。（ ）
4．使用大功率的通风柜时，不会形成房间空气负压影响实验结果，此时无需采取减少功率或进行局部补风的措施。（ ）
5．试剂架应装有挡板，以免试剂药品跌落。（ ）
6．实验台柜应采用耐水、耐高温、耐酸碱腐蚀材料制作。（ ）
7．量筒可以直接盛装热溶液，也可以加热使用。（ ）
8．烧杯、烧瓶可以直接在火焰上或电阻丝上加热使用。（ ）
9．可以用玻璃器皿长期存放氢氧化钠药品。（ ）
10．可以在酒精灯点燃的状态下小心添加乙醇。（ ）
11．点燃的酒精灯可以用嘴吹灭。（ ）
12．用酒精灯加热试管需用外焰加热，不能让试管接触灯芯，否则试管会炸裂。（ ）
13．可以用塑料瓶盛装有机试剂。（ ）
14．含有生物危险品的一次性塑料器皿要去污后才能丢弃。（ ）
15．常用的试剂瓶不用标注成分，只需实验者清楚即可。（ ）
16．氧气是人类赖以生存的物质，所以人长时间在高浓度氧环境中吸入纯氧无危害。（ ）
17．气瓶充装后应检查是否出现变形或泄漏等严重缺陷。（ ）
18．在压力相等的情况下，压力容器的容积越大，其内蓄积的能量就越大，一旦破裂、爆炸造成的危害就越大。（ ）
19．气瓶使用到最后应该留有余气。（ ）
20．氧气钢瓶按照规定应涂为淡绿色。（ ）
21．气瓶的产权单位应建立气瓶档案，内容包括合格证、产品质量证明书、气瓶改装记录等，档案应保存到气瓶报废为止。（ ）
22．二氧化碳气瓶使用完成后可修改钢瓶标记，改为灌装氧气。（ ）
23．如实验室面积较小，可将氧气瓶和氢气瓶一同存放。（ ）
24．气体钢瓶内气体较少时，可倾倒存放并使用。（ ）
25．气体钢瓶较重，抬不动时可翻滚搬运。（ ）
26．液氮的沸点约为 −196℃，可用于长期保存组织细胞、细菌、病毒等生物活性物品。（ ）
27．液氮罐不使用了可以充装其他液体。（ ）
28．液氮常温下迅速汽化，因此不需要防护措施即可使用。（ ）
29．如液氮罐盖子损坏，可用密封的塞子代替。（ ）
30．液氮罐可倾斜，向其他容器倾倒液氮。（ ）
31．检查容器内液面高度时，应用实心塑料小棒或实心小木棒插入底部，过 5 ~ 10 秒后取出，结霜的长度即是液面高度。（ ）
32．高压蒸汽灭菌器是通过高温高压水蒸气灭菌的。（ ）
33．高压灭菌器灭菌完毕后可立即放气减压、开盖。（ ）

34．电泳装置是利用带电颗粒在电场的作用下发生迁移的特性进行物质分离实验的仪器设备。（　）
35．电泳仪器工作时可到电泳槽内取放样品。（　）
36．电泳仪器不需要接地线。（　）
37．在同一个电泳仪器上可以同时使用多种不同介质支持物。（　）
38．为保证设备仪器的正常使用，应制定设备仪器的操作规程。（　）
39．对设备仪器进行良好的日常维护可以延长设备仪器有效使用期，并确保设备仪器的良好性能。（　）
40．设备仪器每次维修后，都应有维修报告和记录，且必须经过校验或质控合格后才能重新使用。（　）

三、名词解释

1．设备仪器
2．固定资产
3．通风柜
4．气瓶柜
5．实验器皿
6．特种设备
7．压力容器
8．精密仪器
9．设备仪器的风险评估

四、简答题

1．请简述安全使用气瓶柜有哪些注意事项。
2．请简述气体钢瓶使用过程中的注意事项包括哪些方面。
3．请简述精密天平的安全使用注意事项有哪些。
4．请简述为了保证设备仪器的使用安全，实验室应采取哪些管理措施。
5．请简述设备仪器的报废需满足哪些条件。

第七章参考答案

一、单选题

1．D　2．C　3．D　4．D　5．D　6．B　7．C　8．A　9．B　10．A
11．D　12．C　13．A　14．A　15．C　16．D　17．D　18．D　19．B

二、判断题

1．√　2．√　3．√　4．×　5．√　6．√　7．×　8．×　9．×　10．×
11．×　12．√　13．×　14．√　15．×　16．×　17．√　18．√　19．√
20．×　21．√　22．×　23．×　24．×　25．×　26．√　27．×　28．×

29. ×　30. ×　31. ✓　32. ✓　33. ×　34 ✓　35. ×　36. ×　37. ×
38. ✓　39. ✓　40. ✓

三、名词解释

1. 设备仪器：指科学技术上用于实验、计量、观测、检验、绘图等的器具或装置。
2. 固定资产：单价≥1000元人民币，耐用期在1年以上的设备，属于固定资产。
3. 通风柜：通风柜可提供进行实验操作的台面，还是一个集照明、电控、气路、水路、遥控装置、导流系统、承载系统的多功能整体。
4. 气瓶柜：气瓶柜是指用于存放实验室气瓶的柜子，是一种必不可少的安全保障实验柜，气瓶柜有单瓶普通型、双瓶自动报警和排气型。气瓶柜有小型气泵，内部由吹洗系统、报警器、排气孔及排风通道等组成。
5. 实验器皿：指用以盛装实验物品的物件的总称。
6. 特种设备：指对人身和财产安全有较大危险性的锅炉、压力容器（含气瓶）等《特种设备安全法》中规定的设备。
7. 压力容器：工作压力≥0.1 MPa；容积≥0.03 m^3，并且内直径（非圆形截面内边界最大几何尺寸）≥150 mm；盛装介质为气体、液化气体以及介质最高工作温度≥其标准沸点的液体的容器为压力容器。
8. 精密仪器：指用以产生、测量精密量的仪器和装置，包括对精密量的观察、监视、测定、验证、记录、传输、变换、显示、分析处理与控制。
9. 设备仪器的风险评估：指在设备仪器风险事件发生之前或之后对其给生活、生命、财产等各个方面造成影响和损失的可能性进行量化的工作。

四、简答题

1. 安全使用气瓶柜的注意事项有：
   (1) 安装气瓶柜前选择远离火源、通风良好的地方。
   (2) 定期进行漏气测试，以免柜内漏气报警系统因老化或人为损坏而失控。
   (3) 当气瓶柜遇到停电或断电重新启动时，控制系统要重新设定，避免影响正常工作。
   (4) 气瓶柜连同内部的气瓶属于特殊装置，对于内装有易燃、腐蚀或毒性气体的气瓶，应挂贴相应的标签，设有专人负责，并对于相关管理人员进行必要的安全培训。
   (5) 气瓶柜风机排风口应与专用排气通道相连，以便泄漏的气体及时排出室内，避免气体积聚导致事故。
2. 气体钢瓶使用过程中的注意事项包括：
   (1) 气瓶一般应立放，并应采取措施防止倾倒，以确保气瓶不会因为自然灾害而移动。
   (2) 缓慢开启瓶阀，以避免出气速度过快产生摩擦热。
   (3) 阀门关闭动作也应轻缓，要关严但不要用力过大、关得太紧。
   (4) 阀门关得过紧或盛装易燃气体的气瓶在阀门开启时严禁用锤子、管钳等铁器敲击瓶阀或瓶体，以防产生火花。

（5）氧气瓶的瓶阀及其附件，以及开启氧气瓶的手或手套、工具上均不能沾有油脂。

（6）冬季瓶阀冻结，严禁火烤，可将气瓶移入室内或用浸有不超过 40℃温水的清洁布包裹瓶阀使其解冻，严禁用超过 40℃的热源对气瓶加热。

（7）瓶内气体不得用尽，必须留有剩余压力。

3．精密天平的安全使用注意事项有：

（1）正确放置天平：精密天平应放置在牢固平稳水泥台或木台上，调整地脚螺栓高度，使水平仪内空气气泡正好位于圆环中央。

（2）室内要求清洁、干燥及较恒定的温度，同时应避免光线直接照射到天平上。

（3）使用天平之前要开机进行预热。

（4）挥发性、腐蚀性、强酸强碱类物质应在带盖称量瓶内称量，防止腐蚀天平。

（5）称量时应从侧门取放物质，读数时应关闭箱门以免空气流动引起天平摆动。

（6）天平从首次使用开始起，应对其进行定期校准。

4．为了保证设备仪器的使用安全，实验室应采取以下管理措施：

（1）制定设备仪器的操作规程。

（2）对用于计量的实验设备仪器进行计量管理。

（3）对所有设备仪器进行校准管理。

（4）保证设备仪器的维护、保养和修理。

5．设备仪器的报废需满足的条件有：

（1）自然寿命终止：即设备仪器的使用年限已超过规定，其主要结构和部件的磨损、变质和老化使其性能已无法达到技术指标的最低要求。

（2）经济寿命结束：即设备仪器年久失修，已无法修复使用；或因意外事故使设备仪器遭受严重损伤，导致无法修复或修复花费较大，经济上不合算。

（3）技术寿命终止：当设备仪器因结构陈旧、技术落后、性能不良而达不到实验和测试要求时，其技术寿命终止。

第八章　医学与医学生物学试剂与药品安全

一、单选题

1.《危险化学品安全管理条例》适用于（　）。

A．民用爆炸品　　B．放射性物品及核能物质

C．剧毒化学品　　D．城镇燃气

2．以下不属于《危险化学品安全管理条例》规定的危险化学品的是（　）。

A．浓硝酸　　B．乙炔

C．氯气　　D．放射性同位素

3．以下不属于化学爆炸的特点的是（　）。

A．反应速度极快　　B．放出大量的热

C．产生大量的气体　　D．不可避免

4．常用危险化学品按其主要危险特性分为几大类，其中不包括以下（　）类。

A．爆炸品　　B．压缩气体和液化气体

C．放射性物品　　D．有毒品和腐蚀品

5．以下不属于爆炸品的是（　）。

A．三硝基甲苯　　B．枪弹　　C．苦味酸　　D．液氮

6．以下化学品相互混合会引发爆炸的组合为（　）。

A．过氧化物和镁　　B．硫酸和盐酸　　C．氢氧化钠和溴　　D．钠和煤油

7．以下不属于易燃气体的是（　）。

A．氢气　　B．氧气　　C．甲烷　　D．乙烷气

8．以下不属于有毒气体的是（　）。

A．氯气　　B．溴化氢　　C．硫化氢　　D．氩气

9．以下不属于气体的危险特性的是（　）。

A．物理性、化学性爆炸　　B．易燃性

C．挥发性　　D．腐蚀性和毒害性

10．以下说法不正确的是（　）。

A．易燃液体是指闪点不高于 93℃的液体

B．易燃液体的蒸气与空气混合能形成爆炸性混合物

C．乙醚是高闪点液体

D．溶剂的易燃性取决于它的闪点

11．以下不属于易燃固体的是（　）。

A．磷　　B．干冰　　C．硫磺粉　　D．固体镁

12．以下化学品在空气中会自燃的是（ ）。

A．丙酮　　B．石油醚　　C．甲苯　　D．三丁基铝

13．以下化学品受潮后会燃烧的是（ ）。

A．氢氧化钠　　B．高锰酸钾　　C．金属钠　　D．硝酸

14．以下化学品遇硫酸会发生爆炸的是（ ）。

A．高锰酸钾　　B．铁　　C．氢氧化钙　　D．氢氧化钠

15．腐蚀性物质的强烈腐蚀性表现在以下哪些方面（ ）。

A．对人体有腐蚀作用　　B．对有机物质有腐蚀作用

C．对金属有腐蚀作用　　D．以上均是

16．以下不是危害臭氧层的物质是（ ）。

A．四氯化碳　　B．三氯乙烷　　C．一氧化碳　　D．氟氯烃

17．按照《易制毒化学品管理条例》，易制毒化学品分为（ ）类。

A．2　　B．3　　C．4　　D．5

18．按照《麻醉药品和精神药品管理条例》，精神药品分为（ ）类。

A．2　　B．3　　C．4　　D．5

19．以下不属于校级管理部门的安全责任的是（ ）。

A．完善危险品安全管理组织框架、工作体系

B．开展危险化学品安全管理工作的宣传、培训

C．记录危险化学品使用台账

D．开展危险化学品安全综合检查

20．以下说法错误的是（ ）。

A．国家对危险化学品经营实行许可制度

B．购买危险化学品需查看销售企业的危险化学品经营许可证

C．未经许可的任何单位和个人不得经营危险化学品

D．可以在淘宝或京东等网购平台购买危险化学品

21．单位购买剧毒化学品时应（ ）。

A．采购人自行购买

B．向所在地县级人民政府公安机关申请取得剧毒化学品购买许可证

C．要求销售企业通过快递运输

D．采购人自行提取货物

22．申请剧毒化学品购买许可证，申请人应当向所在地县级人民政府公安机关提交哪些材料（ ）。

A．营业执照或者法人证书（登记证书）的复印件

B．拟购买的剧毒化学品品种、数量的说明

C．购买剧毒化学品用途的说明及经办人的身份证明

D．以上均是

23．购买剧毒化学品、易制爆危险化学品的单位应当在购买后（ ）日内，向所在地公安机关备案。

A．3　　B．5　　C．10　　D．15

24．以下说法错误的是（　）。

A．使用剧毒化学品的单位应配备专门的保险柜

B．存放剧毒化学品的保险柜需双人双锁

C．领取剧毒化学品应双人收发、双人运输

D．盛装剧毒化学品的空瓶可以直接按一般危险废物处置

25．以下不采用“五双”管理的是（　）。

A．易制爆危险化学品　　B．剧毒化学品

C．第二类易制毒化学品　　D．第一类精神药品

26．开展麻醉药品和精神药品实验研究活动应当具备下列条件（　）。

A．以医疗、科学研究或者教学为目的

B．有保证实验所需麻醉药品和精神药品安全的措施和管理制度

C．单位及其工作人员2年内没有违反有关禁毒的法律、行政法规规定的行为

D．以上均是

27．麻醉药品和第一类精神药品的专用账册的保存期限应当自药品有效期期满之日起不少于（　）年。

A．1年　　B．2年　　C．3年　　D．5年

二、判断题

1．化学品尤其是危险化学品，不应存放在高架上，以免取用时容器坠下而发生意外。（　）

2．开启具有刺激性化学品的容器时，应特别小心，在通风橱内进行。（　）

3．浓硫酸不属于腐蚀性化学品。（　）

4．易燃液体大部分属于低沸点、低闪点、易挥发的物质。（　）

5．储存易燃液体的罐内如产生静电，可能有燃烧和爆炸的危险。（　）

6．易燃固体与空气接触面积越大，越容易燃烧，燃烧速率也越快。（　）

7．过氧化钠可以直接放进盛有硫酸的烧杯中反应。（　）

8．有些自燃物质在缺氧条件下也可发生化学反应，放出热量自燃，如黄磷、锌粉等。（　）

9．有机过氧化物是热不稳定物质或混合物，容易放热加速分解。（　）

10．化学物质的毒性水平用实验动物的半数致死量衡量，数值越大，表示毒性越强。（　）

11．腐蚀性物质如浓硫酸、硝酸、氯磺酸、漂白粉等氧化性很强，与还原剂接触易发生强烈的氧化还原反应，容易引起火灾事故。（　）

12．高等学校的危险化学品安全管理职责交给各实验室即可，不需建立校级领导机构。（　）

13．第一类易制毒化学品是可以用于制毒的主要原料。（　）

14．第二类、第三类易制毒化学品是可以用于制毒的化学配剂。（　）

15．化学试剂和药品安全管理制度只用来约束做实验室的学生。（　）

16．只要联系的企业有危险化学品销售，就可以购买使用。（　）

17．个人可以现金先购买易制爆化学品，取得发票后再回单位报销。（ ）
18．危险化学品应当储存在专用仓库、专用场地或者专用储存室内，涉及危险品的场所入口处设置有明显的警示标识。（ ）
19．当日可以领取走的危险化学品不需做出入库登记。（ ）
20．剧毒化学品、易制爆危险化学品购买困难，其他实验室有不使用的剧毒化学品、易制爆危险化学品可以调剂使用。（ ）
21．剧毒化学试剂可以放在实验室慢慢使用，所有实验结束确定不用后再退回库房。（ ）
22．发现剧毒化学品、易制爆危险化学品丢失的，不需上报，重新申请购买补充即可。（ ）
23．具有高挥发性、低闪点的剧毒品应存放在具有防爆功能的冰箱内，并配备双锁。（ ）
24．实验室可以派单人到库房领取剧毒化学品。（ ）
25．可以通过快递收发危险化学品。（ ）
26．购买易制毒化学品的单位，应当于每年 3 月 31 日前向许可或者备案的行政主管部门和公安机关报告本单位上年度易制毒化学品的购买情况。（ ）
27．可以直接购买在网上搜索到的精神麻醉品。（ ）
28．第一类精神药品可以在实验室内的普通试剂柜内保存。（ ）

三、名词解释

1．危险化学品
2．剧毒化学品
3．易制爆危险化学品
4．易制毒化学品
5．麻醉药品
6．精神药品
7．医疗用毒性药品
8．易燃气体
9．闪点
10．自燃物质
11．遇湿易燃物质
12．自反应物质
13．毒性物质
14．腐蚀性物质
15．“五双”管理

四、简答题

1．请简述爆炸品有哪些危险特性。
2．请简述气体有哪些危险特性。

3．请简述易燃液体有哪些危险特性。
4．请简述易燃固体有哪些危险特性。
5．请简述自燃物质有哪些危险特性。
6．请简述遇湿易燃物质有哪些危险特征。
7．请简述氧化性固体和有机过氧化物有哪些危险特性。
8．请简述毒性物质有哪些危险特征。
9．请简述腐蚀性物质有哪些危险特性。

第八章参考答案

一、单选题

1．C 2．D 3．D 4．C 5．D 6．A 7．B 8．D 9．C 10．C
11．B 12．D 13．C 14．A 15．D 16．C 17．B 18．A 19．C
20．D 21．B 22．D 23．B 24．D 25．C 26．D 27．D

二、判断题

1．√ 2．√ 3．× 4．√ 5．√ 6．√ 7．× 8．√ 9．√ 10．×
11．√ 12．× 13．√ 14．√ 15．× 16．× 17．× 18．√ 19．×
20．× 21．× 22．× 23．√ 24．× 25．× 26．√ 27．× 28．×

三、名词解释

1．危险化学品：具有毒害、腐蚀、爆炸、燃烧、助燃等性质，对人体、设施、环境具有危害的剧毒化学品和其他化学品。
2．剧毒化学品：具有剧烈急性毒性危害的化学品，包括人工合成的化学品及其混合物和天然毒素，还包括具有急性毒性易造成公共安全危害的化学品。
3．易制爆危险化学品：可用于制造爆炸物品的危险化学品。
4．易制毒化学品：可以用于制毒的主要原料或可以用于制毒的化学配剂。
5．麻醉药品：指能使感觉消失，特别是痛觉消失，以利于手术的药物。
6．精神药品：指直接作用于中枢神经系统，使之兴奋或抑制，连续使用能产生依赖性的药品。
7．医疗用毒性药品：指毒性剧烈、治疗剂量与中毒剂量相近，使用不当会致人中毒或死亡的药品。
8．易燃气体：在 20℃和 101.3kPa 标准压力下，与空气混合有易燃范围的气体。
9．闪点：是指液体表面的蒸气和空气的混合物与火接触初次发生蓝色火焰闪光时的温度。
10．自燃物质：指燃点低，与空气接触在很短时间内发生氧化反应放出热量自行燃烧的固体或液体。
11．遇湿易燃物质：指遇水或受潮后，发生剧烈化学反应，放出大量易燃气体和热量的物品，不需明火也能燃烧或爆炸。

12．自反应物质：是指即使没有氧气（空气）也容易发生激烈放热分解的不稳定液态或固态物质。

13．毒性物质：指经吞食、吸入或皮肤接触后可能造成死亡或严重受伤或健康损害的物质，包括剧毒化学品、毒性药品等。

14．腐蚀性物质：指能灼伤人体组织并对金属等物品造成损坏的固体或液体。

15．“五双”管理：即管理上双人收发、双人记账、双人双锁、双人运输、双人使用。

四、简答题

1．爆炸品的危险特性有：

（1）强爆炸性：爆炸品化学性质不稳定，在一定外界条件下，能以极快的速度发生猛烈化学反应，产生大量气体和热量，使周围的温度迅速升高并产生巨大的压力而引起爆炸。

（2）强破坏性：爆炸品爆炸后产生危害性极强的冲击波、碎片冲击、震荡作用等。可造成人员伤亡、物质损坏、建筑倒塌等重大损失。

（3）高敏感性：爆炸品对撞击、震动、摩擦、冲击波、热、火花、光和电等极为敏感，极易发生爆炸。

（4）火灾危险性：绝大多数爆炸品爆炸时瞬间可形成高温，引燃旁边可燃物品造成火灾。

（5）毒害性：很多爆炸品本身具有毒性或爆炸后可产生多种有毒及窒息性气体，可通过呼吸道、食道、皮肤进入人体引起中毒。

2．气体的危险特性有：

（1）物理性爆炸：储存于压缩容器内的压缩或液化气体受热易膨胀，当压力升高超过压力容器的耐压强度时可发生容器爆炸。

（2）化学性爆炸：易燃气体和氧化性气体化学性质活泼，在普通状态下可与很多物质发生反应或爆炸燃烧。

（3）易燃性：易燃气体与空气混合后达到一定浓度可形成爆炸性混合物，遇明火会发生燃烧爆炸。

（4）腐蚀性和毒害性：有些气体具有腐蚀性，可造成皮肤溃烂、黏膜溃烂等；有些气体具有毒害性，可造成呼吸系统、神经系统的损害。

3．易燃液体的危险特性有：

（1）易挥发性：易燃液体大部分属于低沸点、低闪点、易挥发的物质。随着温度的升高，蒸发速度加快，当蒸气与空气混合达到一定浓度时遇火源极易发生燃烧爆炸。

（2）受热膨胀性：易燃液体受热后，体积膨胀，液体表面蒸压随之增加，部分液体挥发成蒸气。此类气体在密闭容器中储存时，压力超过容器的承受压力会使容器出现变形或破裂现象，如果气体的体积急剧膨胀则会引起爆炸。

（3）带电性：大部分易燃液体为非极性物质，在管道、储槽车、油船内进行输送、灌装、摇晃、搅拌和高速流动过程中由于摩擦易产生静电，当所带的静电荷聚积到一定程度时，可产生电火花，有燃烧和爆炸的危险。

(4) 流动扩散性：易燃液体大部分黏度较小，具有流动和扩散性，发生燃烧时有蔓延和扩大火灾的危险。

(5) 毒害性：大多数易燃液体都有一定的毒性，对人体的器官和系统有毒害作用。

4．易燃固体的危险特性有：

(1) 易燃性：易燃固体在常温下，遇到能量很小的火源就能引起燃烧，对热源、撞击比较敏感，受到摩擦、撞击等外力就能引起燃烧，发生火灾的危险性极大。易燃固体与空气接触面积越大，越容易燃烧，燃烧速率也越快。

(2) 易爆性：易燃固体多数具有较强还原性，易与氧化剂发生反应。在与强氧化剂接触时，能够立即着火或爆炸。

(3) 易分解、升华：易燃固体容易被氧化，受热易分解或升华，遇火源、热源可引起剧烈燃烧。

(4) 毒害性：多数易燃固体本身具有毒性，而且燃烧后可生成有毒物质，散发出有毒烟雾或有毒的固体。

5．自燃物质的危险特性有：

(1) 自燃性：部分自燃物质化学性质非常活泼，自燃点低，具有极强还原性，与空气中的氧或氧化剂接触，立即发生剧烈的氧化反应并放出大量热，达到自燃点而自燃甚至爆炸。

(2) 热积聚性：有些自燃物质含有不饱和双键，易与氧或氧化剂发生氧化反应，释放热量，如通风不良，使热量聚积不散，致使温度升高，氧化速率加快，产生更多的热量，最终因热积聚达到燃点而引起自燃。

(3) 遇湿易燃性：有些自燃物质在空气中能氧化自燃，遇水或受潮后也可分解而自燃爆炸。

6．遇湿易燃物质的危险特征有：

(1) 遇水易燃易爆性：遇水后发生剧烈反应，产生大量的可燃气体和热量。当可燃气体遇明火或反应放出的热量达到引燃温度时，就会发生着火爆炸。遇湿易燃物质也可在潮湿空气中自燃，放出易燃气体和热量。

(2) 与氧化剂剧烈反应：大多数遇湿易燃物质有很强的还原性，遇到氧化剂或酸时反应更为剧烈。

(3) 毒害性和腐蚀性：多数遇湿易燃物质本身具有毒性，有些遇湿反应后还可放出有毒或腐蚀性的气体。

7．氧化性固体和有机过氧化物的危险特性有：

(1) 强氧化性：与易燃物、可燃物、有机物、还原剂等可发生剧烈化学反应并引起燃烧爆炸。

(2) 敏感性：许多氧化剂对摩擦、撞击、振动敏感，在储运过程中具有危险性。

(3) 强分解性：有机过氧化物分子组成中的过氧键不稳定，易分解放出原子氧，而且有机过氧化物本身就是可燃物，易着火燃烧，受热分解的生成物均为气体，更易引起爆炸。

(4) 与酸作用剧烈：大多数氧化剂，特别是碱性氧化剂，遇酸反应剧烈，甚至发生爆炸。

(5) 与水作用分解：活泼金属的过氧化物遇水分解放出氧气和热量，有助燃性，能使可燃物燃烧。

(6) 毒性和腐蚀性：活泼金属的过氧化物有较强的腐蚀性，可对皮肤造成伤害，有些有机过氧化物会对眼睛造成伤害。

8．毒性物质危险特征有：

(1) 溶解性强：很多毒性物质水溶性较强，易被人体吸收，危险性极大。脂溶性毒性物质能溶解于皮肤表面的脂肪层侵入毛孔或渗入皮肤而引起中毒。

(2) 挥发性强：多数毒性物质沸点较低，挥发性强，在空气中易形成有毒蒸气，增加中毒概率。有些毒性物质无色无味，隐蔽性强，更易引起中毒。

(3) 侵入性强：毒性物质可经口、经呼吸、经皮肤等多种途径侵入人体，经口进入人体的危害性最强，因此在有毒性物质的场所内应严禁饮食。毒性物质从皮肤破裂的地方侵入人体后会随血液蔓延全身，加快中毒速度。

(4) 分散性：固体毒性物质颗粒越小，分散性越好，特别是一些悬浮于空气中的毒性颗粒，更容易吸入肺泡而中毒。

9．腐蚀性物质的危险特性有：

(1) 强腐蚀性：腐蚀性物质对金属具有腐蚀性，与金属反应后使金属结构发生变化，特别是其局部腐蚀作用危害性大。腐蚀性物质可腐蚀皮肤，严重时灼伤皮肤，对人体组织可产生不可逆的伤害。腐蚀性物质可刺激、损伤眼睛，严重时可造成不可逆的视力下降、失明等伤害。

(2) 强氧化性：氧化性很强的腐蚀性物质与还原剂接触易发生强烈的氧化还原反应，放出热量，容易引起火灾事故。

(3) 毒害性：多数腐蚀性物质具有不同程度的毒性，可对机体造成伤害。

第九章　医学与医学生物学实验室废弃物的处置

一、单选题

1．实验室产生的乙醚废液该如何处理？（　）

A．直接倒入下水道

B．应存放于指定的废液桶中，定期交给相关部门进行回收

C．倒入含有过氧化物的废液回收桶

D．倒入含卤有机物的废液回收桶

2．实验用过的氰化钾溶液按哪一类废液收集处理？（　）

A．一般无机物　　B．一般有机物

C．含卤有机物　　D．剧毒化学废液

3．实验室产生的氯仿废液该如何处理？（　）

A．直接倒入下水道　　B．倒入一般有机物的废液回收桶

C．倒入含有过氧化物的废液回收桶　　D．倒入含卤有机物的废液回收桶

4．实验室“三废”是指（　）。

A．废液、废气、固体废物　　B．废气、废屑、非有机溶剂

C．废料、废品、废气　　D．废液、废渣、剩余药品

5．以下汞泄漏处理方法，不合理的为（　）。

A．对于可见的汞球，可以用毛刷轻轻扫动集中，然后用铁铲或者硬纸铲起收集在容器中

B．使用表面光滑的金属锌丝进行吸附

C．使用细焊锡丝或者保险丝，经过多次对折做成麻花状，用5%左右的稀盐酸活化并晾干后吸附

D．用水稀释，冲洗

6．以下不属于实验室废气的是（　）。

A．挥发性的化学试剂产生的有毒有害气体

B．细菌病毒实验中形成的含生物气溶胶的气体

C．实验室新风系统补充的空气

D．实验动物饲养、实验中产生的混浊气体

7．危险化学废弃物处理原则有哪些？（　）

A．尽可能减少废弃物的产生

B．能通过回收、提纯的方法再利用的，首先应采取有效方法进行回收再利用
C．不能进行再利用和无害化处理的危险化学废弃物必须严格按学校和学院规定分类处理
D．以上均是

8．实验室平时收集一般有毒有害化学废液时要注意哪些问题？（ ）
A．倒废液前危险废物标签上填写主要成分
B．废液桶留有至少 1/10 的体积空间，废液桶盖随时盖好
C．混合后会产生有毒有害气体或发生剧烈放热等情况的废液不能倒入同一收集桶中
D．以上均是

9．以下是废旧化学试剂处理注意事项的是（ ）。
A．在原瓶中存放并注明是废旧试剂
B．保持标签清晰
C．有利用价值的可以调剂给其他实验室使用
D．以上均是

10．以下不属于实验室危险废物的危险特性的是（ ）。
A．腐蚀性 B．不可再生性 C．易燃性 D．感染性

11．关于实验室危险废物的存放，以下说法错误的是（ ）。
A．应避免高温、日晒、雨淋
B．避免不相容性危险废物近距离存放
C．可存放于实验室楼道和学生实验的公共区间
D．应保持通风，远离火源

二、判断题

1．危险废物是指列入《国家危险废物目录》或者国家规定的危险废物鉴别表认定的具有危险特性的废物。（ ）
2．实验室产生的废弃物应采用统一收集、分类暂存、定期清运的模式进行处置。（ ）
3．剧毒化学废液可与其他废液混合后回收处理。（ ）
4．不相容的实验室废弃物可以混合储存。（ ）
5．过氧化物和有机物可以倒入同一废液回收桶中储存。（ ）
6．经过减害处理并符合大气污染排放的废气可以排放到空气中。（ ）
7．损伤性废弃物可放入不易被刺破的容器内，容器装满后再处理。（ ）
8．实验室的耗材废弃物可以投入普通垃圾中处理。（ ）
9．实验室危险弃物需张贴危险废物标识并划分专门区域存放。（ ）
10．往回收废液桶内倒入新的废液之前，应查询废液相容表，如废液之间可能发生化学反应，则不能直接倒入。（ ）
11．注射针头、手术刀片用过后可高压灭菌后重复使用。（ ）
12．将实验室危险废物收集后等待回收即可，不需标注各类危险废物的主要成分。（ ）

三、名词解释

1．实验室废弃物
2．实验室危险废物

四、简答题

1．请简述根据医学与医学生物学实验室废弃物的理化性质，可将实验室废弃物分为哪几类，需要如何处理。
2．请简述实验室废弃物的危害性主要包括哪些。
3．请简述实验室废弃物处置的一般程序。

第九章参考答案

一、单选题

1．B 2．D 3．D 4．A 5．D 6．C 7．D 8．D 9．D 10．B 11．C

二、判断题

1．√ 2．√ 3．× 4．× 5．× 6．√ 7．× 8．× 9．√ 10．√ 11．× 12．×

三、名词解释

1．实验室废弃物：指实验过程中产生的三废（废气、废液、固体废物）物质、实验用剧毒物品、麻醉品、化学药品残留物、放射性废弃物、实验动物尸体及器官、病原微生物标本以及对环境有污染的废弃物。
2．实验室危险废物：指的是由实验室产生的具有腐蚀性、毒性、易燃性、反应性或者感染性等一种或者几种危险特性的，或者不排除具有危险特性，可能对环境或者人体健康造成有害影响的废弃物。

四、简答题

1．根据医学与医学生物学实验室废弃物的理化性质，可将实验室废弃物分为以下几类：

（1）一般废弃物：包括印刷品、废弃的纤维和布类制品、废旧的塑料制品、损坏的实验室构件、无感染风险的动物垫料等。大部分一般废弃物经适当处理可进行分类回收利用，不能回收的，可作为生活垃圾由市政处理。

（2）化学废弃物：主要为实验分析用过的化学试剂混合液，少量为过期的化学试剂或已经配制但未使用或已经失效的化学试剂，其存在形式以液态为主。需根据化学废弃物的理化性质进行分类收集，存放的容器应具有密封装置，回收后的化学废弃物交给有资质的机构，按照国家《危险化学品安全管理条例》管理规定进行处理。

（3）生物废弃物：指检验、检疫用生物材料，处置应以无害化为目标，高温高压灭毒杀菌后交有资质的机构处理。

（4）实验耗材废弃物：是指所有直接接触并可能携带有残留生物材料的一切实验用物品废弃物，需先对其进行严格的消毒灭菌，再放入专用的回收袋处理。

（5）损伤性废弃物：包括注射针头、注射筒、输液管、手术刀或与感染性物质接触的破裂玻璃器皿等具有尖锐破坏性质的物品。应存放在不易被刺破的容器内，而且不可将容器装得太满，收集后密封好交回收部门处理。

（6）放射性废弃物：包括放射检查试剂盒及其污染材料、废用的放射治疗用核素（放射源），严格遵照《中华人民共和国放射性污染防治法》及《放射性同位素与射线装置安全和防护条例》的有关规定执行，由环保部门或其派出机构统一收集、运送和处理，任何单位和个人不得擅自处理。

2．实验室废弃物的危害性主要有：

（1）感染性。

（2）生物危害性。

（3）化学危害性。

（4）环境危害性。

3．实验室废弃物处置的一般程序是：

（1）确定废弃物主要成分及其危害性。

（2）收集、储存实验室废弃物。

（3）采用适当的方法对废弃物进行预处理，减少废弃物数量及危害性。

（4）正确处置废弃物。

第十章　医学与医学生物学实验室治安安全

一、单选题

1．高校实验室治安安全管理的基本准则为（　）。
A．以人为本　　B．以防为主
C．技术到位、责任到位　　D．以上均是

2．以下不属于维护网络安全的行为是（　）。
A．不在实验室区域拷贝或者从互联网上下载、安装来历不明的软件、游戏等与工作无关的软件
B．密码设置尽可能使用字母、数字混排且定期更换
C．收到来历不明的电子邮件及文件及时打开查看
D．使用正版操作系统和操作软件并及时下载安装系统补丁程序

3．以下不属于实验室区域治安安全管理措施的是（　）。
A．对重点保护区域安装视频监控系统
B．外来仪器检修人员可独自在实验室内工作
C．安装实验室气体环境监控系统
D．建立专业的校园安全技术防范工作队伍

4．以下不属于实验室盗窃事故发生的主要原因的是（　）。
A．防盗安全意识淡薄
B．实验室进出无安全审核制度
C．安全管理体制不完善，安全责任不明
D．实验室地理位置的原因

5．网络安全涉及范围包括（　）。
A．加密、防黑客　　B．防病毒
C．法律政策和管理问题　　D．以上均是

二、判断题

1．治安安全管理的核心是通过培训教育和落实防范措施，防止安全事故发生并将事故损失降低到最小。（　）

2．重要的个人资料应进行资料备份，必要时应做加密处理。（　）

3．网上有人提供补助，要求查看实验室的相关数据时，可按照对方要求拷贝发送。（　）

4．实验室发生的小安全事故可自行处理，不需上报相关部门。（　）

5．各单位均应制定一套整体的实验室突发事故预案，并加强管理。各实验室也应制定相应的预案，且要更有针对性。(　)

6．如实验室内存在重大安全隐患，安全主管部门有权行使发整改通知的权力，也可以行使贴封条、停实验活动的权力。(　)

7．如实验室所需正版软件费用太高，可下载盗版软件先使用。(　)

三、名词解释

1．实验室治安安全

四、简答题

1．请简述高校治安安全教育有什么必要性。

2．医学实验室的培训内容主要有哪几方面。

第十章参考答案

一、单选题

1．D　2．C　3．B　4．D　5．D

二、判断题

1．√　2．√　3．×　4．×　5．√　6．√　7．×

三、名词解释

1．实验室治安安全：以实现实验室安全有序为主要目的，利用各种力量、手段和措施，及时有效防范和控制危险因素，保障实验室人、财、物和生态环境等安全，科学、高效、有序地做好事前预防、事发应对、事中处置、善后恢复等工作。

四、简答题

1．高校治安安全教育的必要性：

(1) 安全教育是青年学生全面发展的内在需求。

(2) 安全教育是校园安全管理的现实需求。

(3) 安全教育是履行法定义务、依法治校的重要体现。

2．医学实验室的培训内容主要有以下几方面：

(1) 实验室安全意识。

(2) 实验室生物安全管理体系知识的培训。

(3) 实验室安全法律法规。

(4) 实验室生物安全实验标准操作规程。

(5) 实验室生物安全手册、设备实施操作手册等。

(6) 人员的岗位安全职责、重要危险因素、信息传递方式等。

第十一章　医学与医学生物学动物实验室安全

一、单选题

1．不携带所规定的人畜共患病病原体和动物烈性传染病病原体的动物是（　）。

A．无特定病原体动物　　B．清洁级动物

C．普通级动物　　D．无菌动物

2．除普通级动物应排除的病原体外，不携带对动物危害大和对科学研究影响大的病原体的动物是（　）。

A．普通级动物　　B．清洁级动物

C．无特定病原体动物　　D．无菌动物

3．除清洁级动物应排除的病原体外，不携带主要潜在感染或条件致病和对科学实验干扰大的病原体的动物是（　）。

A．普通级动物　　B．清洁级动物

C．无菌动物　　D．无特定病原体动物

4．适用于饲育清洁级和无特定病原体实验动物的实验动物环境是（　）。

A．普通环境　　B．清洁环境

C．屏障环境　　D．隔离环境

5．适用于饲育无特定病原体、悉生及无菌实验动物的实验动物环境是（　）。

A．隔离环境　　B．清洁环境　　C．屏障环境　　D．普通环境

6．医学与医学生物学动物实验室的首要安全风险是（　）。

A．实验人员安全　　B．实验动物安全

C．实验试剂安全　　D．实验仪器安全

7．根据实验动物相关法规，我国实验动物管理实行（　）。

A．检测证制度　　B．安全证制度　　C．认可证制度　　D．许可证制度

8．实验动物转至研究实验室进行实验，要求实验动物在实验室的停留时间不超过（　）。

A．3 天　　B．1 周　　C．1 天　　D．2 天

9．收集、贮存、运输、利用、处置动物实验室固体废物的单位和个人，必须采取防扬散、防流失、防渗漏或者其他防止（　）的措施。

A．废物泄露　　B．污染环境　　C．废物丢失　　D．污染空气

10．对于小鼠、大鼠、豚鼠和兔这 4 种常用实验动物而言，以下哪种病原菌不属于必需的病原菌检测项目（　）。

A．肺炎克雷伯杆菌　　B．金黄色葡萄球菌

C．铜绿假单胞菌（绿脓杆菌）　　D．结核分枝杆菌

11．对于小鼠、大鼠、豚鼠和兔这4种常用实验动物而言，以下哪种病毒是必需的病毒检测项目（　）。

A．仙台病毒　　B．狂犬病病毒　　C．多瘤病毒　　D．轮状病毒

12．对于小鼠、大鼠、豚鼠和兔这4种常用实验动物而言，以下哪种寄生虫不属于必需的寄生虫检测项目（　）。

A．体外寄生虫（节肢动物）　　B．弓形虫

C．疟原虫　　D．鞭毛虫

13．实验动物疫病的感染途径包括经口感染、经呼吸道感染、昆虫媒介感染和（　）。

A．触摸感染　　B．创伤及接触感染

C．飞沫感染　　D．外伤感染

14．感染动物的粪、尿、唾液等分泌和排泄物中常含有大量的病原体，其所形成的（　）常成为主要的传播感染源。

A．动物垃圾　　B．实验室　　C．垫料　　D．气溶胶

15．皮下、肌内、腹腔及静脉注射后拔出针头时，针眼处会有液体漏出，一定要注意用（　）拭净。

A．纸巾　　B．纱布　　C．酒精棉球　　D．棉签

16．流行性出血热，即肾综合征出血热，是由流行性出血热病毒引起的主要发生在（　）的烈性传染病，也是一种人畜共患的自然疫源性传染病。

A．小鼠　　B．大鼠　　C．豚鼠　　D．猴子

17．猴B病毒病是由猴B病毒又称疱疹病毒引起的（　）和猴共患的一种传染病。

A．小鼠　　B．大鼠　　C．豚鼠　　D．人

18．被猴抓伤后要立即用（　）洗净伤口，再用碘酒消毒，对患者观察3周，如发现有可疑的B病毒患猴出现，要及时捕杀。

A．肥皂水　　B．自来水　　C．无菌水　　D．超纯水

19．以小鼠、大鼠、地鼠、豚鼠、犬和猴为中间宿主，猫为终末宿主，能够在人与动物之间传染的重要人畜共患病是（　）。

A．狂犬病　　B．弓形虫病

C．猴B病毒病　　D．流行性出血热

20．钩端螺旋体病治疗首选药物为（　）。

A．红霉素　　B．阿奇霉素　　C．青霉素　　D．卡那霉素

21．若实验动物发生危害性大的疫病，应在疫情扑灭经消毒处理后（　）方可解除封锁。

A．1周　　B．2周　　C．1个月　　D．3周

22．医学与医学生物学动物实验室的实验人员应（　）至少进行一次健康检查。

A．每年　　B．每半年　　C．每3个月　　D．每2年

23．实验动物饲养设备应关注设施安全，如（　）断电有可能造成动物闷死。

A．普通不透明小鼠笼　　B．独立通风换气笼

C．普通全透明小鼠笼　　D．小鼠开放式饲养笼

24．根据所操作的生物因子的危害程度和采取的防护措施，实验室生物安全防护水平分为（ ）级。

A．3　　B．4　　C．5　　D．6

25．需要在动物体上从事对人体和环境有中等危害或具有潜在危险的致病因子相关实验活动的，应当在符合动物实验室生物安全国家标准的（ ）实验室进行。

A．Ⅰ级及以上　　B．Ⅱ级及以上　　C．Ⅲ级及以上　　D．Ⅳ级

26．需要在动物体上从事可通过呼吸途径使人感染，导致严重的、甚至是致死性疾病的感染性材料相关实验活动的，应当在符合动物实验室生物安全国家标准的（ ）实验室进行。

A．Ⅰ级及以上　　B．Ⅱ级及以上　　C．Ⅲ级及以上　　D．Ⅳ级

27．需要在动物体上从事可通过气溶胶途径传播实验室感染和致命疾病的高度危险性相关实验活动的，应当在符合动物实验室生物安全国家标准的（ ）实验室进行。

A．Ⅰ级及以上　　B．Ⅱ级及以上　　C．Ⅲ级及以上　　D．Ⅳ级

28．需要在工作后脱下所有防护服，淋浴后再离去的是（ ）实验室。

A．Ⅰ级生物安全防护　　B．Ⅱ级生物安全防护

C．Ⅲ级生物安全防护　　D．Ⅳ级生物安全防护

29．防护服型或混合型 BSL-4 实验室中，工作人员需穿着整体的由生命维持系统供气的（ ）工作服。

A．正压　　B．负压　　C．常压　　D．高压

30．在Ⅱ级生物安全防护实验室从事负压区工作后应尽早洗澡，（ ）内不得到正压区工作。

A．1 周　　B．2 周　　C．3 周　　D．1 个月

31．实验人员进入Ⅱ级动物生物安全实验室（ABSL-2）需经历（ ）更衣过程。

A．1 次　　B．2 次　　C．3 次　　D．4 次

32．以甲醛熏蒸法进行消毒时，以消毒房间容积计算消毒药品用量，公式为：甲醛溶液用量 =（ ）ml× 房间容积（m^3）；高锰酸钾用量 =20 g× 房间容积（m^3）。

A．10　　B．20　　C．40　　D．60

33．以甲醛熏蒸法进行消毒，在准备消毒剂过程中，盛放药品的容器应尽量大一些，盛高锰酸钾的容器容积不宜小于甲醛溶液体积的（ ）倍，并要求耐腐蚀、耐热，尤其是在高温季节，否则易引起火灾。

A．4　　B．6　　C．8　　D．10

34．抓取小鼠时，应轻柔、熟练，一手捏住（ ），轻拉，然后将其提起。

A．鼠耳　　B．鼠颈　　C．鼠背　　D．鼠尾

35．抓取大鼠时，应一手捏住尾中至尾根的部位，轻拉，一手捏住（ ）的皮肤，然后将其提起。

A．颈部　　B．颈背部　　C．尾尖部　　D．尾根部

36．抓取家兔时应用右手抓住家兔（ ）的被毛和皮肤，轻轻把家兔提起，左手托起家兔的臀部。

A．颈部　B．背部　C．腹部　D．尾部

37．大鼠的尾静脉注射时应选择尾下（　）处进针，此处皮薄易于刺入。

A．1/2　B．1/3　C．1/5　D．1/8

38．实验动物在麻醉之前应禁食约（　）。

A．1 h　B．2 h　C．4 h　D．8 h

39．动物在麻醉期体温（　）。

A．容易上升　B．容易下降　C．容易忽高忽低　D．基本平稳

40．新进入的动物应进行检疫隔离，小鼠、大鼠、沙土鼠、金黄地鼠和豚鼠地区性检防疫隔离时间为（　）天。

A．2 ~ 5　B．4 ~ 10　C．5 ~ 15　D．11 ~ 20

41．新进入的动物应进行检疫隔离，兔、猫、犬地区性检防疫隔离时间为（　）天。

A．10 ~ 20　B．20 ~ 30　C．30 ~ 40　D．40 ~ 50

42．新进入的动物应进行检疫隔离，非人灵长类地区性检防疫隔离时间为（　）天。

A．10 ~ 20　B．20 ~ 30　C．30 ~ 50　D．40 ~ 60

43．如果是为了补充种源或开发新品种而捕捉的野生动物，必须首先在（　）进行隔离检疫，并取得动物检疫部门出具的证明。

A．当地　B．运输车辆中

C．实际使用单位的实验动物饲养室　D．实际使用单位的实验操作间

44．如果是为了补充种源或开发新品种而捕捉的野生动物，经当地检疫合格运抵实验动物处所后，需经再次检疫，而且必须在（　）检疫隔离室内进行检疫。

A．正压　B．负压　C．常压　D．高压

45．如果动物来源不清楚，而且是珍贵动物，必须在（　）隔离室内进行检疫。

A．正压　B．负压　C．常压　D．高压

46．境外实验动物大小鼠进口检疫期为（　）。

A．1 周　B．2 周　C．1 个月　D．3 个月

47．动物检疫隔离室的安全度应达到（　）以上生物安全级别。

A．Ⅰ级　B．Ⅱ级　C．Ⅲ级　D．Ⅳ级

48．在检疫隔离设施的（　）被设定为最危险。

A．外围区　B．入口区　C．中心区　D．出口区

49．动物检疫隔离室的洁净度应至少符合实验动物（　）设施指标。

A．普通环境　B．清洁环境　C．屏障环境　D．隔离环境

50．动物实验室安全教育的 3 个层面是理论教育、（　）和过程教育。

A．现场教育　B．操作教育　C．案例教育　D．视频教育

二、判断题

1．为了保证实验的安全和科学，实验动物必须是人工培育的。（　）

2．实验动物不需要控制微生物和寄生虫。（　）

3．无菌动物是指身上不可检出一切生命体的动物。（　）

4．实验动物环境应与实验动物等级相匹配。（　）

5．普通实验动物环境既能控制野生动物的进入也能完全控制传染因子。（ ）
6．隔离环境中动物和物料的动态传递须经特殊的传递系统。（ ）
7．实验动物生产单位具有实验动物生产许可证是必需的，但对微生物和寄生虫进行定期检测不是必须的。（ ）
8．从安全控制的角度，实验动物应实行单位统一采购制度。（ ）
9．实验动物可以饲养在实验动物设施之外。（ ）
10．研究实验室既可以饲养实验动物又可以开展动物实验。（ ）
11．利器及利器盒需在分开后进行无害化处理。（ ）
12．因疾病或其他原因死亡的动物尸体写明标签统一焚烧。（ ）
13．动物实验相关废物应交由专业机构处理，不宜各实验室或个人自行处理。（ ）
14．实验动物必须排除一些主要的人畜共患病和动物传染病。（ ）
15．狂犬病病毒是小鼠、大鼠和兔这 3 种常用实验动物必需的病毒检测项目。（ ）
16．在实验室内可以饮食。（ ）
17．实验动物垫料可能携带微生物或寄生虫，应在实验室外把垫料铺入笼盒内，连同笼盒一起经高温高压灭菌后送入实验室内。（ ）
18．已用过的笼盒及其内的垫料可以直接进行清洗。（ ）
19．用注射器抽吸含病原体接种液及进行接种准备时应注意防止产生气溶胶。（ ）
20．进行感染实验的动物排除体外寄生虫是必需的。（ ）
21．医学与医学生物学动物实验室应有可靠的设施以防止蚊、蝇、蟑螂等昆虫的侵入，因为这些昆虫不但会成为实验室内病原体的传播媒介，而且还会把病原体传播到外界。（ ）
22．医学与医学生物学动物实验室病原学相关实验用过的注射器、针头、其他锐性用品及碎玻璃等收集于专门容器内即可，无需灭菌。（ ）
23．人类感染猴 B 病毒后主要表现脑脊髓炎症状，多数患者可能死亡。（ ）
24．淘汰的实验动物应进行焚烧处理，严防被猫吞食。（ ）
25．猫污染后的饲料、饮水不可以用于人，但可以继续用于实验动物。（ ）
26．一旦发现沙门氏菌病实验动物感染应全群淘汰。（ ）
27．购买或领用动物者可进入饲养室内购买或领取实验动物。（ ）
28．对有些动物在未知有无人畜共患病之前，要按具有传染性的动物进行操作和个人防护。（ ）
29．对使用野外捕捉的野生动物应考虑潜伏感染的可能性。（ ）
30．患有传染性疾病的人员可以从事实验动物工作。（ ）
31．在小鼠水迷宫实验的灌水过程中要留人看管，避免水满流出引起事故。（ ）
32．在进行动物感染实验前不需要对所使用的病原微生物进行危险性评估。（ ）
33．在Ⅰ级生物安全防护实验室进行实验时可以不穿工作服但必须戴手套。（ ）
34．在Ⅱ级生物安全防护实验室进行实验时穿工作服即可满足要求，不必再外加罩衫或者防护服。（ ）
35．在Ⅱ级生物安全防护实验室于生物安全柜外部进行微生物相关操作时身穿防护服是必需的，而面部保护装置不是必须的。（ ）

36．若皮肤有损伤、炎症、瘙痒症者，腹泻者，对化学纤维、化学试剂、药品及动物等有过敏反应者，手汗严重者可以进入Ⅱ级生物安全防护实验室的污染区，但不能进入更高防护级别的实验室。（　）

37．患流感、感冒、咳嗽、喷嚏、腹泻、头皮多者，以及有抓头、挖鼻、摸脸、搓皮肤等不良习惯者不得进入Ⅱ级生物安全防护实验室。（　）

38．个人物品如钥匙、手机、手表、饰品等禁止带入Ⅱ级及以上生物安全防护实验室。（　）

39．在Ⅱ级及以上生物安全防护实验室不能进行跳跃等大幅度动作。（　）

40．在任何生物安全防护级别的实验室，实验记录本都要随时携带。（　）

41．进入Ⅱ级生物安全防护实验室屏障系统，不得散发、留指甲、喷香水。（　）

42．嗜酒、吸烟与能否进入各生物安全防护级别实验室无关。（　）

43．物品进、出 ABSL-2 均需消毒灭菌。（　）

44．实验人员进入Ⅱ级动物生物安全实验室（ABSL-2）屏障系统后的穿戴防护先后程序为：戴第一副乳胶手套→戴普通口罩→戴 N95 口罩→穿连脚防护灭菌服→用消毒药液洗手→用纸巾擦干或风吹干手部→戴第二副手套。（　）

45．在用甲醛熏蒸法消毒时熏蒸 48h 后可间断通风、送排风。（　）

46．动物实验室屏障环境内所用消毒药液应交替使用，避免产生抗药性。（　）

47．抓取小鼠或大鼠时应选择在其安静状态时打开笼盖。（　）

48．抓取家兔时，要特别注意其四肢，防止被其抓伤。（　）

49．小鼠灌胃时应注意要沿着口角进针，再顺着气管方向插入气管内，决不可进针不顺就硬向里插。（　）

50．在大鼠需要反复尾静脉注射时应尽可能从尾根端开始，以后逐渐向尾尖部方向移动注射。（　）

51．体重与所需麻醉药物剂量的关系是绝对成正比的。（　）

52．一般来说，衰弱和过胖的动物，其单位体重所需麻醉药物剂量较大。（　）

53．在采用静脉注射麻醉药物时，应按体重计算出的麻醉药物剂量，并快速将其注射到动物体内。（　）

54．在采用静脉注射麻醉药物时必须缓慢，同时观察肌肉紧张性、角膜反射和对皮肤夹捏的反应，当这些活动明显减弱或消失时，立即停止注射。（　）

55．配制麻醉药物的药液浓度宜高不宜低，这样可以尽可能减少麻醉时间并同时减少注入溶液的体积。（　）

56．配制麻醉药物的药液浓度宜低不宜高，因为注入溶液体积大或小对动物并没有影响，但麻醉过急风险很高。（　）

57．做慢性实验时，在寒冷冬季麻醉剂应预热至动物体温水平再进行麻醉。（　）

58．如果是为补充种源或开发新品种而捕捉的野生动物，必须在当地进行隔离检疫，并取得动物检疫部门出具的证明，经检疫合格的野生动物运抵实验动物处所后即可以开始正式实验。（　）

59．进检疫隔离设施的物品需消毒灭菌，但出检疫隔离设施则不需消毒灭菌。（　）

60．从事实验动物工作的单位，应当组织从业人员进行专业培训。未经培训的，不得

上岗。( )

三、名词解释

1. 实验动物
2. 实验用动物
3. 实验动物特殊实验设施
4. 实验动物隔离
5. 实验动物销毁

四、简答题

1. 请简述根据对微生物和寄生虫的控制程度，实验动物可分为哪几类。
2. 请简述根据微生物控制程度，实验动物环境可分为哪几类。
3. 请简述医学与医学生物学动物实验室固体废物（如动物尸体、污垫料、口罩、利器）如何进行分类收集。
4. 请简述实验动物传染病的分类以及每类传染病的代表性病原微生物有哪些。
5. 请简述实验动物的防疫原则。
6. 请简述医学与医学生物学动物实验室涉及病原微生物时需要考虑哪些因素。
7. 请简述医学与医学生物学动物实验室人员的安全防护应有哪些措施。
8. 请简述生物安全各级实验室的适用对象。
9. Ⅱ级生物安全防护实验室的安全防护措施除符合Ⅰ级生物安全防护的要求外，还应该符合哪些特殊要求？
10. Ⅲ级生物安全防护实验室的安全防护措施除符合Ⅱ级生物安全防护的要求外，还应该符合哪些特殊要求？
11. Ⅳ级生物安全防护实验室的安全防护措施除符合Ⅲ级生物安全防护的要求外，还应该符合哪些特殊要求？
12. 请简述实验人员进入Ⅱ级动物生物安全实验室（ABSL-2）屏障系统后的穿戴防护先后程序。
13. 请简述实验人员退出Ⅱ级动物生物安全实验室（ABSL-2）的程序。
14. 请简述实验动物进、出Ⅱ级动物生物安全实验室（ABSL-2）的程序。
15. 请简述实验动物设施发生疫情后饲养室的消毒程序。

第十一章参考答案

一、单选题

1. C　2. B　3. D　4. C　5. A　6. B　7. D　8. C　9. B　10. D　11. A
12. C　13. B　14. D　15. C　16. B　17. D　18. A　19. B　20. C　21. C
22. A　23. B　24. B　25. B　26. C　27. D　28. D　29. A　30. B　31. B
32. C　33. A　34. D　35. D　36. A　37. C　38. D　39. B　40. C　41. B
42. D　43. A　44. B　45. B　46. C　47. B　48. C　49. C　50. A

二、判断题

1. √　2. ×　3. √　4. √　5. ×　6. √　7. ×　8. √　9. ×　10. ×
11. ×　12. ×　13. √　14. √　15. ×　16. ×　17. √　18. ×　19. √
20. √　21. √　22. ×　23. √　24. √　25. ×　26. √　27. ×　28. √
29. √　30. ×　31. √　32. ×　33. ×　34. ×　35. ×　36. ×　37. √
38. √　39. √　40. ×　41. √　42. ×　43. √　44. √　45. ×　46. √
47. √　48. √　49. ×　50. ×　51. ×　52. ×　53. ×　54. √　55. ×
56. ×　57. √　58. ×　59. ×　60. √

三、名词解释

1．实验动物：是指经人工培育，对其携带的微生物和寄生虫实行控制，遗传背景明确，用于科学研究、生产、检定，以及其他科学实验的动物。

2．实验用动物：是指用于实验的各种动物，包括经济动物、观赏动物、农用动物和野生动物等，国家对这些动物也有相应管理和疾病防控，但与实验动物的防控不尽相同。

3．实验动物特殊实验设施：是包括感染动物实验设施（动物生物安全实验室）和应用放射性物质或有害化学物质等进行动物实验的设施。

4．实验动物隔离：是指隔离患病动物和可疑感染的动物是预防传染病的重要措施之一，其措施是根据实验动物种类对其进行针对性检查，确认没有感染方能使用，其目的是为了控制传染源，防止健康动物继续受到传染，以便将疫情控制在最小范围内就地予以扑灭。

5．实验动物销毁：是指已确认患重大传染病动物，必须进行销毁，避免造成人员感染或动物疫病扩散。

四、简答题

1．根据对微生物和寄生虫的控制程度，我国将实验动物分为普通级动物、清洁级动物、无特定病原体动物和无菌动物：

（1）普通级动物是不携带所规定的人畜共患病病原体和动物烈性传染病病原体的动物。

（2）清洁级动物是除普通级动物应排除的病原体外，不携带对动物危害大和对科学研究影响大的病原体的动物。

（3）无特定病原体动物是除清洁级动物应排除的病原体外，不携带主要潜在感染或条件致病和对科学实验干扰大的病原体的动物。

（4）无菌动物指动物身上不可检出一切生命体的动物。

2．根据微生物控制程度，实验动物环境分为普通环境、屏障环境和隔离环境：

（1）普通环境应符合动物居住的基本要求，控制人员和物品（动物）出入，不能完全控制传染因子，但能控制野生动物的进入，适用于饲育普通级实验动物。

（2）屏障环境应符合动物居住的要求，严格控制人员、物品和空气的进出，适用于饲育清洁级和无特定病原体实验动物。

(3) 隔离环境应采用无菌隔离装置以保持装置内无菌状态或无外来污染物，适用于饲育无特定病原体、悉生及无菌实验动物。

3．医学与医学生物学动物实验室中固体废物主要有污垫料、粪便和动物尸体，还包括使用过的注射器针头、刀片等利器。固体废物应分类收集：

(1) 动物尸体包装后放置在冰柜中贮存。

(2) 污垫料用医疗废物专用袋包装后放入废物运输箱，存放在远离动物饲养室的贮存室。

(3) 口罩、帽子等一次性物品使用后装入垃圾袋。

(4) 使用过的注射器针头、刀片等利器放入一次性利器盒，一并暂存在污物贮存室。

4．实验动物传染病分为 4 类：

(1) 第一类：对自然宿主致病性强、常引起暴发流行，甚至毁灭整个动物群的烈性传染病，引起此类疾病的病原体包括鼠痘病毒（脱脚病病毒）、兔出血病病毒（兔瘟病毒）、多杀性巴氏杆菌、鼠棒状杆菌、泰泽病原体等。

(2) 第二类：对自然宿主、人和其他动物均有较强的致病性，由人畜共患病原体引起的传染病，引起此类疾病的狂犬病毒、淋巴细胞性脉络丛脑膜炎病毒、沙门菌、志贺菌、布鲁氏杆菌、结核分枝杆菌、致病皮肤真菌以及弓形体等。

(3) 第三类：对自然宿主有一定的致病性，可引起疾病流行，影响动物的健康，并对研究工作产生严重干扰的传染病，引起此类疾病的病原体包括小鼠肝炎病毒、仙台病毒、鼠霉形体等。

(4) 第四类：对自然宿主、人和其他动物均无明显致病性，但可污染生物制剂、肿瘤移植物和细胞培养物等，存在潜在的传染性，引起此类疾病的病原体包括鸡白血病病毒、猴病毒 40。

5．实验动物的防疫原则包括：

(1) 隔离饲养各种动物要分开饲养，严禁混养在一起，防止交叉感染。

(2) 引进动物要依据国家检测标准进行严格检疫，决不能半点马虎。

(3) 坚持卫生消毒制度，杜绝各种微生物的侵入和繁殖。

(4) 实验动物从业人员每年体检一次。

(5) 保种单位要对保种的动物定期进行质量检查，发现问题及时更新种群。对国标要求必须实施预防接种的实验动物要定期进行免疫接种。

(6) 严格防止野生动物侵入实验动物室，对死亡动物进行无害化处理。

(7) 带烈性传染性、致癌、使用剧毒物质的动物实验均应在负压隔离设施或有严格防护的设备内操作。应体现“人、动物、环境”的三保护原则。

6．医学与医学生物学动物实验室涉及病原微生物时，需要考虑的因素包括：

(1) 正常传播途径。

(2) 使用的容量和浓度。

(3) 接种途径。

(4) 能否和以何种途径被排出。

7．医学与医学生物学动物实验室人员的安全防护应有的措施包括：

（1）建立防护制度。

（2）开展安全教育。

（3）进行定期监测。

（4）熟练实验技术。

（5）穿戴防护服装。

（6）科学设计实验室。

（7）制定消毒方案。

8．生物安全各级实验室的适用对象为：

（1）Ⅰ级生物安全防护：已知对健康成年人无致病作用，对实验室工作人员和环境的潜在危害很小。

（2）Ⅱ级生物安全防护：对人体和环境有中等危害或具有潜在危险的致病因子。

（3）Ⅲ级生物安全防护：可通过呼吸途径使人感染，导致严重的、甚至是致死性疾病的感染性材料。

（4）Ⅳ级生物安全防护：危险的和新的感染性材料，表现出通过气溶胶途径传播实验室感染和致命疾病的高度危险性。

9．Ⅱ级生物安全防护实验室的安全防护措施除符合Ⅰ级生物安全防护的要求外，还应该符合下列要求：进入实验室时，应在工作服外加罩衫或穿防护服，戴帽子、口罩。一次性手套不得清洗和再次使用。当微生物的操作不能在生物安全柜内进行，而必须采取外部操作时，为防止感染性材料溅出或雾化危害，必须使用面部保护装置（如：护目镜、面罩、个体呼吸保护用品或其他防溅出保护设备）。

10．Ⅲ级生物安全防护实验室的安全防护措施除符合Ⅱ级生物安全防护的要求外，还应该符合下列要求：

（1）工作人员在进入实验室时必须使用个体防护装备，包括两层防护服、两层手套、生物安全专业防护口罩（不应使用医用外科口罩等），必要时佩戴眼罩、呼吸保护装置等。工作完毕必须脱下工作服，不得穿工作服离开实验室。可再次使用的工作服必须先消毒后清洗。

（2）在实验室中必须配备有效的消毒剂、眼部清洗剂或生理盐水，且易于取用。实验室区域内应配备应急药品。

11．Ⅳ级生物安全防护实验室的安全防护措施除符合Ⅲ级生物安全防护的要求外，还应该符合下列要求：

（1）所有工作人员进入实验室时要更换全套服装，工作后脱下所有防护服，淋浴后再离去。

（2）在防护服型或混合型实验室中，工作人员需穿着整体的由生命维持系统供气的正压工作服。

（3）室内有传染性灵长类动物时，必须使用面部保护装置（护目镜、面罩、个体呼吸保护用品或其他防溅出保护设备）。

（4）进行容易产生高危险气溶胶的操作时，包括对感染动物和鸡胚的尸体、体液的收集和动物鼻腔接种，都要同时使用生物安全柜或其他物理防护设备和个人防护器具（例如口罩和面罩）。

（5）当不能安全有效地将气溶胶限定在一定范围内时应使用呼吸保护装置。

12．实验人员进入Ⅱ级动物生物安全实验室（ABSL-2）屏障系统后的穿戴防护先后程序为：

戴第一副乳胶手套→戴普通口罩→戴 N95 口罩→穿连脚防护灭菌服→用消毒药液洗手→用纸巾擦干或风吹干手部→戴第二副手套。

13．实验人员退出Ⅱ级动物生物安全实验室（ABSL-2）程序：

（1）从污染区进到缓冲间前用消毒剂清洗双手（手套）。

（2）在缓冲间将工作服脱去，放到指定地点。将鞋浸泡在消毒药水里。

（3）脱外层口罩和手套：先摘下 N95 口罩，再脱掉外层手套。注意脱掉的手套要里面朝外相互包裹，且包裹住 N95 口罩。

（4）进入第二更衣间，摘下普通口罩及内层手套，用 70% 乙醇擦拭双手、手腕和小臂，穿消毒拖鞋。

（5）进入第一更衣间，换上自己的衣服。

（6）出门做好登记记录。

14．实验动物进、出Ⅱ级动物生物安全实验室（ABSL-2）的程序：

（1）实验动物进入 ABSL-2 程序：第一步，在屏障外对外购动物包装盒六面全方位地用 0.5% 过氧乙酸喷雾消毒。第二步是打开传递窗外门，将带包装的实验动物一同放到传递窗内，打开紫外灯照射 30 min。第三步在屏障区内取出包装盒。至此，实验动物被安全传入 ABSL-2 内。

（2）实验动物推出 ABSL-2 程序：进行感染实验后的活实验动物一般不出 ABSL-2。

（3）动物尸体出 ABSL-2 需消毒灭菌。

15．实验动物设施发生疫情后饲养室的消毒程序为：

（1）第 0 天：动物全部清理转移出饲养室（患病动物在室内先进行安乐死后包装好），用除虫菊酯灭虫。

（2）第 1 天：用 3% ～ 5% 甲酚皂溶液（来苏）喷雾消毒后，将能高温灭菌的设备移出，清洁饲养室。

（3）第 2 天：用中性洗涤剂洗刷墙壁、门窗、天花板和地面，必要时可用 2% 热碱水洗涤，再用高压水冲洗。

（4）第 3 天：干燥。

（5）第 4 天：关闭空调及通风口，人员更衣入室，用 0.05% ～ 0.2% 苯扎溴铵或 3% ～ 5% 甲酚皂溶液（来苏）喷雾消毒。

（6）第 5 天：干燥。

（7）第 6 天：对死角、排水沟、地面等再次消毒。

（8）第 7 天：干燥。

（9）第 8 天：人员更衣入室，用水喷湿墙面、地面、天花板及一切用具，用薄膜和胶带密封实验室。在二更室（第二更衣间）放置隔离服备用，用甲醛熏蒸消毒饲养室及辅助房间。

（10）第 9 ～ 10 天：熏蒸 24 ～ 48 h 后启动送排风。

（11）第 11 ～ 13 天：通风换气。

（12）第 14 天：清理消毒物品，送入饲养设备。

第十二章　医学与医学生物学病原微生物实验室生物安全

一、单选题

1. 1965 年，Wedum AG 研究发现，实验室感染中 65% 以上是由（　）引起的。

   A．粉尘　　B．飞沫　　C．病原菌培养污染　　D．微生物气溶胶

2. 按防护能力生物安全柜分为Ⅰ级、Ⅱ级、Ⅲ级，其中，Ⅱ级生物安全柜又分为（　）亚型，即（　）型。

   A．两种，A、B　　B．三种，A、B、C　　C．四种，A1、A2、B1、B2　　D．五种，A、B、C、D、E

3. 病原微生物实验室生物安全的原理不包括以下的（　）。

   A．风险预测　　B．风险识别　　C．风险评估　　D．风险控制

4. 病原微生物实验室生物安全工作的核心是（　）。

   A．风险预测　　B．风险识别　　C．风险评估　　D．风险控制

5. 微生物的种类繁多，但能够与人和动物宿主有动态关系的微生物的数量是有限的，已知的大约有（　）种。

   A．400　　B．1000　　C．1200　　D．1500

6. 从 2000—2011 年，全世界公开报道实验室获得性感染事故 46 起，涉及多种高致病性细菌和病毒，影响较大的有 2003 年和 2004 年在新加坡、中国台湾和中国大陆发生的 3 起（　）病毒实验室获得性感染事故。

   A．SARS　　B．布鲁氏菌　　C．肝炎　　D．埃博拉

7. 2004 年在俄罗斯 BSL-4 实验室发生了（　）病毒感染死亡事故。

   A．SARS　　B．布鲁氏菌　　C．肝炎　　D．埃博拉

8. 实验室获得性感染的主要途径是（　）。

   A．吸入　　B．经皮接种　　C．接触　　D．食入

9. 在一些特殊应急的情况下，对有限信息的危害评估应充分利用有限的信息，这些情况下应当谨慎地采取一些较为保守的标本处理方法，如处理此类标本时最低需要（　）生物安全水平。

   A．Ⅰ级　　B．Ⅱ级　　C．Ⅲ级　　D．Ⅳ级

10. 世界卫生组织把感染性微生物分为（　）个危害等级，美国 CDC 和 NIH 把感染性微生物分为（　）个危害等级，中国将病原微生物分为（　）类。

A．2，2，2　　B．3，3，3　　C．4，4，4　　D．5，5，5

11．1976 年，美国国家卫生基金会颁布世界上第一个（　）标准，2002 年美国国家标准院批准了该标准，该标准已经成为此设备的国际标准。

A．通风橱　　B．超净台　　C．灭菌器　　D．生物安全柜

12．在（　）年，中国颁布第一个行业标准 WS 233—2002《微生物和生物医学实验室生物安全通用准则》，现已修订为 WS 233—2017《病原微生物实验室生物安全通用准则》。

A．2000　　B．2002　　C．2004　　D．2010

13．在（　）年，中国国家质量监督检验检疫总局和国家标准化管理委员会颁布了第 1 版 GB19489—2004《实验室生物安全通用要求》。

A．2000　　B．2002　　C．2004　　D．2010

14．世界卫生组织（WHO）为了指导实验室生物安全，减少实验室事故的发生，于（　）年出版了（　）（第 1 版）；1993 年，WHO 发布了该手册的第 2 版；2004 年，由（　）个国家和 WHO 的生物安全专家和官员对第 2 版进行重新修订和补充，出版了第 3 版。

A．1983，《实验室生物安全手册》，7

B．1985，《实验室安全手册》，9

C．1983，《实验室病原微生物安全手册》，7

D．1985，《实验室生物安全手册》，9

15．1974 年，美国职业安全与健康局（OSHA）颁布了（　），首次提出了 4 级病原微生物危害和 4 级实验室活动的概念，这些概念成为后来实验室生物安全的核心内容和理论基础。

A．《病原微生物分类》

B．《基于危害程度的病原微生物分类》

C．《实验室病原微生物分类》

D．《微生物学和生物医学实验室的生物安全》

16．1984 年，由美国疾病预防控制中心（CDC）/ 国立卫生研究院（NIH）联合出版了两版（　），（　）年出版的第 3 版着重描述微生物实验室标准操作、实验室设备和安全装备的组合，形成 1 ～ 4 级的实验室生物安全防护等级，该版指南在国际上称为“金标准”。

A．《病原微生物分类》，1987

B．《基于危害程度的病原微生物分类》，1990

C．《实验室病原微生物分类》，1991

D．《微生物学和生物医学实验室的生物安全》，1993

17．我国生物安全领域的第一个行业标准是于（　）年经卫生部批准并颁布的卫生行业标准（　）。

A．1998，《生物医学实验室生物安全准则》

B．2000，《病原微生物分类及生物安全》

C．2002，《微生物和生物医学实验室生物安全通用准则》

D．2004，《实验室—生物安全通用要求》

18．我国第一部关于实验室生物安全的国家标准是于（ ）年由中华人民共和国国家质量监督检验检疫总局和中国国家标准化管理委员会颁布的（ ），具有里程碑的意义。

A．1998，《生物医学实验室生物安全准则》

B．2000，《病原微生物分类及生物安全》

C．2002，《微生物和生物医学实验室生物安全通用准则》

D．2004，《实验室—生物安全通用要求》

19．在（ ）年11月12日，由国务院总理签发中华人民共和国国务院令（第424号）公布施行（ ），使我国病原微生物实验室的管理工作步入法制化管理轨道，对我国防生物威胁和处理紧急卫生事件的建设具有现实的和深远的意义。

A．2001，《农业转基因生物安全条例》

B．2003，《病原微生物分类及生物安全管理条例》

C．2004，《病原微生物实验室生物安全管理条例》

D．2005，《传染性病原微生物实验室操作条例》

20．在微生物实验安全操作中，气密的（ ）生物安全柜为操作人员和实验室内外环境提供了最高水平的保护。

A．Ⅰ级 B．Ⅱ级 C．Ⅲ级 D．Ⅳ级

21．我国目前将生物安全防护水平分为（ ）个级别，（ ）生物安全防护水平最低，（ ）生物安全防护水平最高。

A．3，Ⅰ级，Ⅲ级 B．4，Ⅰ级，Ⅳ级

C．3，Ⅲ级，Ⅰ级 D．4，Ⅳ级，Ⅰ级

22．BSL-1的操作、安全设备，以及实验设施的设计和建设，适用于进行我国（ ）病原微生物，WHO、美国、欧盟等的（ ）微生物的教学和研究。

A．第四类，第一类 B．第四类，第四类

C．第一类，第四类 D．第一类，第一类

23．BSL-2的操作、安全设备和设施可应用于教学、临床、诊断、基础研究等实验室，适用于我国（ ）病原微生物，WHO、美国、欧盟等的（ ）微生物的实验室生物安全防护。

A．第二类，第三类 B．第二类，第二类

C．第三类，第二类 D．第三类，第三类

24．BSL-3的操作、安全设备，以及实验设施的设计和建设，适用于临床、诊断、教学、研究等实验室，适用于我国（ ）病原微生物，WHO、美国、欧盟等的（ ）微生物的实验室生物安全防护。

A．第二类，第三类 B．第二类，第二类

C．第三类，第二类 D．第三类，第三类

25．（ ）最重要的特征是具备系统性的一级防护屏障和二级防护屏障，以防止实验室内、相邻区域的工作人员、社会和环境暴露于可能产生的感染性微生物气溶胶。

A．BSL-1 B．BSL-2 C．BSL-3 D．BSL-4

26．BSL-4 的操作、安全设备，以及实验设施的设计和建设，适用于我国（　）病原微生物，WHO、美国、欧盟等的（　）微生物的实验室生物安全防护。

A．第四类，第一类　　B．第四类，第四类

C．第一类，第四类　　D．第一类，第一类

27．BSL-4 实验室通常有两种形式：安全柜型和（　）。

A．全封闭防护服型　　B．常压防护服型

C．负压防护服型　　D．正压防护服型

28．ABSL-1 实验室机械清洗机清洗笼具的最终冲洗温度应至少为（　）。

A．56℃　　B．60℃　　C．82℃　　D．96℃

29．ABSL-2 和 ABSL-3 实验室机械清洗机清洗笼具最终冲洗温度应至少为（　）。

A．82℃　　B．85℃　　C．90℃　　D．96℃

30．目前，（　）生物安全柜是使用最广泛的实验室安全设备。

A．Ⅰ级　　B．Ⅱ级　　C．Ⅲ级　　D．Ⅳ级

31．在 BSL-2 实验室内，（　）生物安全柜适用于危险度（　）的病原微生物实验室活动，在 BSL-3 实验室和 BSL-4 实验室内，（　）生物安全柜用于所有感染性材料的处理。

A．Ⅱ级，三类，Ⅱ级和Ⅲ级　　B．Ⅱ级，四类，Ⅱ级和Ⅲ级

C．Ⅲ级，三类，Ⅲ级和Ⅳ级　　D．Ⅲ级，四类，Ⅲ级和Ⅳ级

32．Ⅱ级生物安全柜经历了两次重要设计改进是：第一个关键技术改进是将经 HEPA 过滤的空气输送到工作台面上，从而保护工作台面上的物品不受污染；第二个关键技术改进是（　）。

A．在排风系统增加了生物过滤器

B．在进风系统增加了 HEPA 过滤器

C．在排风系统增加了 HEPA 过滤器

D．在进风系统增加了生物过滤器

33．若保护类型为个体防护、针对危险度 4 级微生物、手套箱型实验室，应选择（　）生物安全柜。

A．Ⅰ级　　B．Ⅱ级　　C．Ⅲ级　　D．Ⅳ级

34．若保护类型为个体防护、针对危险度 4 级微生物、防护服型实验室，应选择（　）生物安全柜。

A．Ⅰ级　　B．Ⅱ级

C．Ⅲ级　　D．Ⅰ级、Ⅱ级均可

35．若对于挥发性放射性核素 / 化学品的防护，不应选择（　）生物安全柜。

A．Ⅰ级　　B．Ⅱ级 A1 型　　C．Ⅱ级 B2 型　　D．Ⅲ级

36．从结构、防护原理、使用对象等因素来看，个人防护装备可以为 3 类：（　）。

A．常规个人防护装备、正压防护装备和负压防护装备

B．常规个人防护装备、负压防护装备和生命维持系统防护装备

C．常规个人防护装备、正压防护装备和生命维持系统防护装备

D．常规个人防护装备、负压防护装备和高级别个人防护装备

37. 为避免被接种物洒落，微生物接种环的直径应为（　）并完全封闭，柄的长度应（　）以减小抖动。

A. 2 ~ 3 mm，< 6 cm　　B. 2 ~ 3 mm，> 6 cm
C. 4 ~ 6 mm，< 6 cm　　D. 4 ~ 6 mm，> 6 cm

38. 微生物操作中释放的较大粒子和液滴（　）会迅速沉降到工作台面和操作者的手上。实验室人员在操作时，应戴一次性手套，并避免触摸口、眼及面部。

A. 直径 > 2 μm　　B. 直径 > 3 μm　　C. 直径 > 4 μm　　D. 直径 > 5 μm

39. 在病原微生物实验室清除污染时可使用新鲜配制的含有效氯（　）的次氯酸盐溶液，处理溢出的血液时，有效氯浓度应达到（　）。

A. 1 g/L，3 g/L　　B. 1 g/L，5 g/L　　C. 2 g/L，3 g/L　　D. 2 g/L，5 g/L

40. 在实验室环境中，来自人体组织的朊病毒和动物体朊病毒应在（　）实验室里操作。

A. BSL-1　　B. BSL-2　　C. BSL-3　　D. BSL-4

41. 含有朊粒蛋白的组织标本暴露于（　）1 h 可以基本失活。

A. 4% 戊二醛　　B. 10% 福尔马林
C. 96% 甲酸　　D. 含 1% 有效氯的次氯酸钠

42. 污染有朊粒蛋白的感染性废液应当用含（　）处理 1 h。

A. 4% 戊二醛　　B. 10% 福尔马林
C. 96% 甲酸　　D. 含 2% 有效氯的次氯酸钠

43. 锐物容器应在内容物达到（　）前置换。

A. 1/2　　B. 2/3　　C. 4/5　　D. 全满

二、判断题

1. 一级防护屏障包括生物安全柜及类似设备、个人防护装备、密闭容器等。（　）
2. 二级防护屏障包括实验室工作区、防护区和公共通道的分开，不包括消毒设备（如高压灭菌器）和排风过滤净化装置等。（　）
3. 感染性废弃物主要指科研、疾病预防控制、教学、生产和医疗救治活动中产生的各种含有病原体的废弃物质，包括废气、废水和固体废物。（　）
4. 危险度评估应当由那些对所涉及的微生物特性、设备和规程、动物模型以及防护设备和设施最为熟悉的人员来进行。（　）
5. 在选择风险评估方式和预防措施时要充分考虑的是病原体危险度和实验室活动风险度，而不是实验室工作人员控制危害的能力。（　）
6. 实验室工作人员控制危害的能力取决于实验室所有成员的培训、技术熟练程度、良好习惯的培养、操作的完整性，而与防护设备和设施、保护措施无关。（　）
7. 病原微生物感染或引起疾病的能力，取决于病原微生物的毒性而不是宿主本身，许多病原微生物对于易感宿主的感染有明显的差异。（　）
8. 微生物的致病性必须在宿主范围之内才能引起疾病。（　）
9. 麻疹病毒可以感染人类和狗，而犬瘟热病毒可以感染人类和犬，但非洲猪瘟病毒只感染猪而不感染人类。（　）

10．衡量一种微生物致病性的标准是该微生物的毒力，而毒力的大小取决于微生物与宿主之间的关系。（ ）

11．在自然状态下，病原微生物引起人类和动物感染致病绝大多数是外源性感染，即感染源来自于其他个体，通过直接接触、空气传播、摄入污染的食物、间接接触污染物、媒介生物叮咬等多种途径感染。（ ）

12．实验室获得性感染是实验室生物安全关注的核心问题，虽然不是一个公共卫生问题，但也应该引起重视。（ ）

13．实验室获得性感染事故会导致感染者出现不同的感染后果（甚至死亡），虽然迄今为止尚未在家庭成员中或社会接触者中发生第二代感染，但相应人员必须做好防范工作。（ ）

14．从事感染性病原体工作的实验室人员的感染是散发性的，引起社会感染是少见的，但存在着社会传播的潜在风险。（ ）

15．实验室不同操作产生的微生物气溶胶颗粒浓度和污染程度是不一样的。（ ）

16．实验室中众多操作过程中可以产生微生物气溶胶的并不多，所以应该将主要精力放在产生大量气溶胶的一些重点操作上。（ ）

17．除了实验室操作可以产生微生物气溶胶外，患有呼吸道传染病或感染实验室动物也可以产生微生物气溶胶。（ ）

18．炭疽杆菌、鼠疫杆菌、汉坦病毒和肝炎病毒都是通过皮肤接种、微生物气溶胶吸入而不是食入和接触动物的途径造成实验室获得性感染的。（ ）

19．小白鼠鼻内接种产生的微生物气溶胶颗粒数量少于颅内接种。（ ）

20．刷衣服、拍打衣服产生的微生物气溶胶颗粒数量大于实验动物尸体解剖。（ ）

21．倾倒毒液产生的微生物气溶胶颗粒数量大于用注射器从安瓿中抽取毒液。（ ）

22．火焰上灼热接种环产生的微生物气溶胶颗粒数量小于接种环接种平皿、试管或三角烧瓶。（ ）

23．在病原微生物实验室工作区内吃东西或喝水，都可能通过食入造成感染。（ ）

24．实验室获得性感染报告是病原体实验室危害的明确指标，常常有助于识别病原体和操作程序的危害，没有报告则意味着风险最小。（ ）

25．通过呼吸道吸入传染性气溶胶传播的病原体对于实验人员来说是严重的实验室危害病原体，对这种危害需要特别小心，因为实验室里感染性微生物气溶胶感染可能不是这种病原微生物在自然状态下公认的传播途径。（ ）

26．感染剂量和病原体对环境影响因子的抵抗性对于确定空气传播风险都是特别重要的。（ ）

27．当工作涉及使用实验室动物时，人畜共患病的危险特征需要在风险评估中慎重考虑。（ ）

28．从感染动物向另一笼内动物传播疾病的实验结果表明，动物若不显示出疾病症状的空气传播感染，则意味着不存在生物危害风险。（ ）

29．进行微生物危险度评估最有用的工具就是列出微生物的危险度等级，所以对于一个特定的微生物来讲，在进行危险度评估时参考其危险度等级即可。（ ）

30．世界卫生组织、美国和中国对微生物危害等级的分类均为：最小的危害等级是 1

级危害度，最大的危害等级是4级危害度，危害度是依次递增的。(　)

31．简单地以危险程度分类作为病原微生物风险评估参考，并不足以进行病原微生物的风险评估，在进行生物因子分类时还应充分考虑本国或本地区的各种影响因素和特殊因素。(　)

32．体内已经繁殖多代的疫苗株均被认为是无毒的，不列入致病微生物范畴。(　)

33．一种生物因子的危害程度分类与生物安全防护等级并不一定等同。(　)

34．病原微生物实验室安全防护最重要的因素是操作人的安全意识、防护设备和应急保障措施而不是操作人是否遵守标准微生物操作技术和规范。(　)

35．微生物实验室中使用的开放式Ⅰ级生物安全柜可以防止柜内操作的材料（例如细胞培养物等）被外部污染物污染。(　)

36．安全离心杯，是一个封闭的容器，旨在防止在离心过程中释放出气溶胶。(　)

37．二级防护屏障的选取取决于特定病原体传播的风险，当存在感染性气溶胶的暴露感染风险时可能会出现需要多个二级防护屏障的情况。(　)

38．生物安全防护水平分为4个级别，国际通用表达方式是BSL-1、BSL-2、BSL-3、BSL-4；从事动物实验工作的生物安全实验室分别是DBSL-1、DBSL-2、DBSL-3、DBSL-4。(　)

39．BSL-1不需要特殊的一级和二级屏障，除需要洗手池外，严格按照标准的微生物操作即可获得基本的防护水平。(　)

40．乙型肝炎病毒和弓形虫是属于BSL-1防护水平的微生物的代表。(　)

41．枯草芽孢杆菌、犬传染性肺炎病毒和免疫生物是属于BSL-2防护水平的微生物的代表。(　)

42．在BSL-2实验室，如果实验操作活动会产生溅出物和气溶胶时，用标准微生物操作技术，在生物安全柜中操作这些病原微生物可以保证安全。(　)

43．BSL-2不适合从未知病原体的人身上取血、体液和组织、原代人细胞系等不确定是否存在未知感染性生物因子的标本的操作。(　)

44．BSL-1属于基本生物安全防护要求，BSL-2、BSL-3、BSL-4都属于高级别生物安全防护要求。(　)

45．结核分枝杆菌、高致病性禽流感病毒、圣路易斯脑炎病毒、Q热立克次体是属于BSL-3防护水平的微生物的代表。(　)

46．BSL-3条件下的主要危害与自身接种（自伤）、暴露于感染性气溶胶等有关。(　)

47．BSL-3实验室的所有操作应该在Ⅲ级生物安全柜或其他密闭容器中操作。(　)

48．有些因具备气溶胶传播而致实验室感染和导致生命危险疾病的外来性病原微生物，有关实验工作应在具备BSL-3防护要求的实验室中进行。(　)

49．BSL-4可以没有独立的建筑，可以不与其他研究设施分开，但对周围要完全密闭，要进行气压试验的气密性验证。(　)

50．在BSL-4实验室，实验人员要穿正压服，或者在Ⅲ级生物安全柜中操作，实验产生的废液、废物要在设施内灭菌后才能排放，污染的空气要经过过滤净化或其他物理灭菌措施灭菌后才能排出实验室。(　)

51．BSL-1实验室类型是用于初级卫生服务、诊断、研究的。(　)

52．BSL-2 实验室类型是用于特殊的诊断、研究的。（ ）
53．BSL-3 和 BSL-4 实验室类型是用于高度危险生物因子的诊断研究的。（ ）
54．BSL-1 和 BSL-2 实验室均不需要做到房间能够密闭消毒，而 BSL-3 和 BSL-4 实验室是需要做到的。（ ）
55．BSL-1 和 BSL-2 实验室均不需要双门入口，而 BSL-3 和 BSL-4 实验室需要双门入口。（ ）
56．按照我国标准，BSL-1 和 BSL-2 实验室均不需要污水处理，而 BSL-3 和 BSL-4 实验室需要对污水进行处理。（ ）
57．BSL-1 和 BSL-2 实验室均不需要生物安全柜，而 BSL-3 和 BSL-4 实验室必须要有生物安全柜。（ ）
58．按照我国标准，BSL-1 和 BSL-2 实验室均不需要安装气锁，而 BSL-3 和 BSL-4 实验室则必须安装气锁。（ ）
59．在 BSL-1 实验室中可以用嘴吸移液管，但在 BSL-2、BSL-3 和 BSL-4 实验室则严令禁止。（ ）
60．当 BSL-1 实验室存在传染性微生物时，应在实验室入口处贴生物危险标志，并显示以下信息：实验中的病原名称、研究者姓名及电话号码。（ ）
61．在 BSL-1 实验室若手上皮肤有伤或出皮疹，应戴手套。（ ）
62．为防止灰尘，BSL-1 实验室内应铺地毯。（ ）
63．BSL-1 实验室可以采用开窗通风的方式，窗子应当安装防飞虫的纱窗。（ ）
64．BSL-2 实验室入口处应张贴生物危害标识，并标明以下信息：病原微生物名称、负责人姓名、联系电话号码，而其他信息不需要在此标识上体现。（ ）
65．在 BSL-2 实验室，实验室主任决定什么人员能进入实验室或动物实验室工作，有最终的决定权和责任，如易感人员或感染后会出现严重后果的人员，不允许进入实验室或动物实验室，因为其被感染的危险性会增加。（ ）
66．当 BSL-2 实验室有非本地的外源性病原微生物时，若已有生物危害标识，则不需要在入口处张贴新的生物危害标志。（ ）
67．在 BSL-2 实验室，当实验室操作病原微生物有疫苗可预防接种时，实验室人员应接种疫苗，并采集疫苗接种后而不是接种前的血清样本。（ ）
68．在 BSL-2 实验室，根据病原微生物的实验活动内容和防护设备的功能，必要时，应定期收集相关人员的血清样本。（ ）
69．在病原微生物各级实验室，实验室主任应确保实验及其辅助人员接受适当的生物安全培训，包括和工作有关的风险、防止暴露的必要措施和暴露评估程序。当相关程序改变时虽然没有必要进行新的培训，但相关人员必须知晓。（ ）
70．在 BSL-2 实验室内进行实验动物静脉切开放血、实验动物液体吸出等操作时，应尽量使用针头和注射器或其他锐器，以保证操作速度、减少操作时间。（ ）
71．在 BSL-2 实验室内尽量用玻璃器具代替塑料器具。（ ）
72．在 BSL-2 实验室，非一次性使用的锐器必须先消毒，然后再放置在不被刺穿的锐器容器中。（ ）
73．在 BSL-2 实验室，实验中的培养物、组织、体液等样本，或具有潜在感染性的废

弃物要放入带盖的容器中，以防在收集、处理、储存、运输或装卸过程中溢洒等外泄。（ ）

74．在 BSL-2 及以上防护级别实验室，溅出或其他偶然事件中，人员明显暴露于感染性材料时，要立即进行适当的医学治疗和观察，向实验室主任报告或者书面记录不是必需的、可以后补，救人是第一位的。（ ）

75．BSL-2 实验室应配置Ⅱ级生物安全柜，明确可能形成感染性气溶胶或溅出物的实验操作过程最好在Ⅱ级生物安全柜或其他合适的人员防护设施或物理防护装置中进行。（ ）

76．BSL-2 实验室中涉及高浓度或大体积的感染性材料时，若转头或安全帽仅在生物安全柜中打开，则可在开放的实验室内离心。（ ）

77．在 BSL-2 实验室内工作的人员到非实验室区域时，防护服必须脱下留在实验室内；防护服在拿出实验室洗涤前应先消毒。（ ）

78．在 BSL-2 实验室内，刚刚戴上的手套可以接触键盘、电话等“洁净”表面，但如果戴手套进行过实验操作则绝对不允许再接触这些物品。（ ）

79．在 BSL-2 实验室内，生物安全柜的位置应远离门、能打开的窗，建议设在行走区以保证生物安全柜气流在有效范围内运行。（ ）

80．在 BSL-2 实验室如果是机械通风，应考虑机械通风系统输送的气流不会造成实验室内部空气循环。（ ）

81．应在 BSL-3 实验室入口处张贴生物危害警示标识，标识的信息应包括实验室生物安全级别、主管姓名（或其他负责人员）、联系电话号码，不包括进入和离开实验室所需的程序。（ ）

82．当 BSL-3 实验室进行感染性材料实验时，应有实验室工作状态警示。（ ）

83．在病原微生物实验室，个人健康状况可能影响个体感染的易感性时，应提供必要的免疫或预防性干预的措施。（ ）

84．在 BSL-3 实验室内工作的所有人员，虽不强制但最好要进行医学检查。（ ）

85．在 BSL-3 实验室内工作的所有人员，经临床检查合格后，给受检者配发医疗卡，该卡片由实验室统一管理，个人不得随意取用。（ ）

86．在 BSL-3 实验室实验期间，进入实验室工作的相关人员，应每日早、晚测量体温并观察相应症状。（ ）

87．在 BSL-3 实验室实验活动全部结束后，应继续进行一段时间（相关疾病的平均潜伏期）的健康监测。（ ）

88．BSL-3 实验室防护级别较高，实验环境非常安全，涉及感染性材料的高风险操作可以在开放的实验台上进行，不会影响实验结果。（ ）

89．在 BSL-3 实验室使用Ⅱ级生物安全柜时，用背面为塑料质地的纸铺垫在生物安全柜内无孔工作面上，这样便于清洁。（ ）

90．在 BSL-3 实验室，若涉及感染性材料的或者产生气溶胶的操作无法在物理防护装置内进行时，必须使用其他物理密封装置而不是个人防护设备。（ ）

91．在病原微生物实验室，污染的设备在离开实验室送去修理、维护或打包运输前，要按照规定进行消毒处理。（ ）

92．在 BSL-2 及以上防护级别的病原微生物实验室，处理感染性材料、感染动物及被污染的仪器时，必须戴两副手套。（ ）

93．在 BSL-3 实验室中戴隐形眼镜的人员应佩戴保护眼镜的防护用品。（ ）

94．在 BSL-3 实验室，生物安全柜至少每 3 年应检测验证一次。（ ）

95．在 BSL-3 实验室，当使用Ⅲ级生物安全柜时，要和排气系统直接连结；若Ⅲ级安全柜和供气系统相连，应避免安全柜的压力高于实验室的压力。（ ）

96．在 BSL-3 实验室，能够产生气溶胶的连续离心机或他仪器设备应在有 HEPA 过滤器的装置使用，避免气溶胶直接排入实验室。（ ）

97．在 BSL-3 实验室，至少每两年要检测一次 HEPA 过滤器。（ ）

98．BSL-3 实验室从外向内依次为清洁区、防护区和污染区，每个区之间通过开放的缓冲间连接。（ ）

99．BSL-3 实验室的清洁区、防护区和污染区均应为常压。（ ）

100．BSL-3 实验室的气流向应从“清洁区”流向到“污染区”，排出的空气不应再循环至建筑物内的任何其他区域，排出的空气需要过滤净化处置，外部排气口要远离进风口。（ ）

101．BSL-3 实验室消毒灭菌后的垃圾运出实验室，应适当密封，有单独通道运送或通过双扉高压蒸汽灭菌器拿出实验室。（ ）

102．BSL-3 设施必须经过测试以确证设计和操作参数在系统运转前已达到要求，且设施必须每两年至少测试一次。（ ）

103．安全柜型 BSL-4 实验室是工作人员通过完全隔离的Ⅱ级 BSC 操作感染性材料，负压防护服型 BSL-4 实验室是实验人员全身穿负压人员服装（生命维持系统）进行工作。（ ）

104．动物生物安全实验设施用于防护感染动物实验而不是可能自然携带人畜共患传染病的动物实验。（ ）

105．动物实验活动中可能会出现特别的生物安全问题，如动物本身的活动可以呈现出标准微生物操作中没有的特殊生物危害，所以应由实验活动的风险评估来决定生物安全防护水平和动物生物安全防护水平。（ ）

106．ABSL-1 实验室设施要求较低，可与所在建筑物的一般公共通道在一起。（ ）

107．在开始动物实验研究之前，必须审查动物实验方案，并经单位动物伦理委员会和单位生物安全委员会批准。（ ）

108．在 ABSL-1 及以上防护水平的实验室使用呼吸器的人员必须参加呼吸器使用培训。（ ）

109．在 ABSL-1 及以上防护水平的实验室所有人员，特别是育龄妇女，应提供有关免疫能力和易感染的信息。（ ）

110．在 ABSL-1 及以上防护水平动物实验室有感染性物质和（或）动物饲养室的入口处应张贴包含安全信息的生物危害标识，标识应包括动物生物安全级别、负责人姓名和联系电话号，不包括一般职业健康要求和个人防护设备要求。（ ）

111．在 ABSL-1 及以上防护水平动物实验室，一次性针头可以根据实验需要进行弯曲和剪切，但不得用手操作处理，且使用完后必须按照规定进行收集。（ ）

112. 在 ABSL-1 实验室，所有来自动物房间的废弃物均应放置在防漏、有盖的容器内送到指定区域进行无害化处置，然后交由有资质的第三方做后续处理。(　)

113. 与非人灵长类接触的人员必须评估黏膜暴露的风险，并根据需要佩戴防护设备(例如面罩、护目镜、口罩等)。(　)

114. 在各级防护水平的病原微生物动物实验室，有感染性物质和（或）动物的区域的门应是向外开并自动关闭的。(　)

115. 按照实验动物福利要求，不得循环室内空气，所以建议动物实验室不得有向内的定向气流。(　)

116. 在各级防护水平的动物实验室，如果提供地面排水管，则回水阀装满水和（或）适当的消毒剂，以防止害虫和气体流入。(　)

117. 在 ABSL-2 实验室，潜在感染性材料必须被放置在防渗、防漏、有盖的容器中运输，在转移之前，容器外表面应消毒，容器必须有通用生物危害标识。(　)

118. 在 ABSL-2 实验室，即便Ⅱ级 BSC 的高效粒子过滤器（HEPA）经过有资质的第三方检测，经 BSC 过滤后排出体气也不可以再循环回实验室环境。(　)

119. 在 ABSL-2 实验室，防回水槽里应装满水和（或）适当的消毒剂防止害虫和空气的回流。(　)

120. 在 ABSL-3 实验室，感染动物应饲养在正压动物饲养隔离器（IVC）中，IVC 的送风系统和排风系统独立工作，都有 HEPA 过滤器净化防护系统。(　)

121. 在 ABSL-3 实验室，如果感染动物没有放在 IVC 中饲养，而是采用半开放或开放式饲养，进入实验室工作的人员，应穿戴全身个人防护装备，包括正压防护服，防止接触到感染性材料或污染的空气。(　)

122. 在 ABSL-3 实验室，小动物应配备动物独立通风正压隔离器，中型实验动物应配备半开放式的正压隔离器。(　)

123. 在 ABSL-3 实验室，进入感染性物质和（或）动物饲养或操作实验室之前，应该在实验室工作服外再穿戴一套一次性个人防护服，当离开感染性物质和（或）动物饲养或操作实验室时，一次性个人防护用品必须脱下。(　)

124. 在 ABSL-3 实验室防护区内安装的生物安全型双扉高压蒸汽灭菌器是动物用品的进入口。(　)

125. Ⅲ级 BSC 必须以防止柜或实验室房间负压方式供应空气。(　)

126. 对于直径 0.3μm 的颗粒，HEPA 过滤器可以截留 99.99%，而对于更大或更小的颗粒则可以截留 99.93%。(　)

127. Ⅰ级和Ⅱ级生物安全柜均为 HEPA 过滤器净化排风，只有Ⅲ级生物安全柜是 HEPA 过滤器是净化进风和排风。(　)

128. 生物安全柜在使用中可根据实验需要打开玻璃观察挡板。(　)

129. 生物安全柜内应尽量少放置器材或标本，不能有遮挡、覆盖气流通道（栅孔）的现象，从而影响后部压力排风系统的气流循环。(　)

130. 生物安全柜内不能使用本生灯，允许使用微型电加热器。(　)

131. 生物安全柜内所有工作必须在工作台面的前部进行，并能够通过玻璃观察挡板看到。(　)

132．在生物安全柜内的工作开始前安全柜的风机应至少运行 15min，一旦实验结束后则应立即使风机停止运转，以免长时间运行产生过热现象。（ ）

133．为了实验记录的准确性和及时性，在生物安全柜内可以一边操作一边进行实验记录。（ ）

134．通风橱的空气平均流速至少应为 30m/min，橱内任何一点的最低风速不应小于 20m/min；若使用化学诱变剂的通风橱最低平均流速应不小于 50m/min，橱中任何一点最低流速不应小于 40m/min。（ ）

135．为确保通风橱正常工作，橱前面不应有交叉气流存在，如敞开的窗户、通风口及电扇，甚至人从前面走过都可产生气流，应该加以避免，否则会引起橱内空气的倒流，使有毒气体从通风橱内逸出。（ ）

136．通风橱只能除去高速释放出的气体，例如沸腾或蒸发液体时的气体。（ ）

137．在离通风橱前 1m 处，进气速度降至约 3m/min，通风橱抽吸效果最佳。（ ）

138．通风橱起到的作用是对操作者的保护，已将已被污染空气排出，可以根据实验需要将头伸进去进行相关操作。（ ）

139．通风橱在工作原理和保护对象方面与其他安全防护设备是不同的，如通风橱只是对人员进行保护，而对实验对象和环境无保护作用；但Ⅱ级和Ⅲ级生物安全柜及隔离器对人员、实验对象和环境均能起到保护作用。（ ）

140．实验室人员的个体防护装备在生物安全防护中属于二级防护屏障。（ ）

141．常规个人防护装备是指工作人员进入 BSL-1（而非 BSL-2、BSL-3、BSL-4）实验室工作时必须穿戴的防护装备，以及在特殊情况下使用的防护装备。（ ）

142．防护服包括实验服、隔离衣、连体衣、围裙以及正压防护服，所有这些防护服均不得穿离实验室区域。（ ）

143．当防护服已被危险材料污染后应立即更换，污染的防护服应放置在有标志的防漏消毒袋中。（ ）

144．禁止在实验室中穿短袖衬衫、短裤或裙装。（ ）

145．隔离衣为长袖背开式，穿着时应该保证颈部和腕部扎紧；当需要穿两件隔离衣时，里面一件采用后系带穿法，外面一件隔离衣采用前系带穿法。（ ）

146．当隔离衣袖口太短时，可以加戴一次性袖套，以便使乳胶手套完全遮盖住袖口保护腕部体表。（ ）

147．正压防护服适用于 BSL-1 和 BSL-2 实验室，一般不在 BSL-3 和 BSL-4 实验室中使用。（ ）

148．在实验过程中，眼镜一旦被伤害，由于疼痛和生理保护反应，隐形眼镜很难立即取下，造成的伤害可能会更大，所以佩戴隐形眼镜时必须佩戴护目镜。（ ）

149．任何防护服、面罩、手套、鞋套和靴套不得离开实验室区域，但若实验需要，可以佩戴护目镜或者安全眼镜离开实验室区域。（ ）

150．实验室人员在戴乳胶手套，尤其是那些添加了粉末的手套时，曾有发生皮炎及速发型超敏反应等的报道，所以应配备替代加粉乳胶手套的品种。（ ）

151．在生物安全实验室尤其是 BSL-2 和 BSL-3 实验室要坚持穿鞋套或靴套，在 BSL-3 和 BSL-4 实验室要求使用专用鞋。（ ）

152．禁止在生物安全实验室中穿皮制或合成材料的不渗液体的鞋。推荐建议使用凉鞋、拖鞋、露趾鞋和机织物鞋面的鞋，以及防水、防滑的一次性或橡胶靴子足部防护装置。（ ）

153．在实验室中操作危险等级 4 级以上（不包括 4 级及以下）的病原微生物时，工作人员呼吸道的防护是非常重要的。（ ）

154．不同口罩对微生物气溶胶的滤除净化效果、佩戴者的适配性差异较大，最好的是医用防护口罩，最差的是生物防护口罩。（ ）

155．在 BSL-2 实验室，若处理普通实验材料佩戴普通口罩即可；若处理含有危险等级 3 级及以上病原微生物样本时，应佩戴医用外科口罩。（ ）

156．防护面罩是一种被动吸气式的呼吸道和面部防护装备，防护效果非常好，不受佩戴时间影响，通用性较好。（ ）

157．在 BSL-2 实验室中处理含有呼吸道传播的危险等级 3 级的病原微生物样本或者在 BSL-3 和 BSL-4 实验室中处理含有呼吸道传播的危险等级 2 级以上的病原微生物样本时（高浓度、大容量样本除外），应佩戴防护面罩。（ ）

158．正压防护装备主要用于 BSL-3 和 BSL-4 实验室中处理含有呼吸道传播的危险等级 2 级以上的病原微生物样本或高浓度、大容量样本时使用。（ ）

159．正压防护装备分为两类：开放式和封闭式。（ ）

160．正压防护装备中一个主要的组件是可更换的高效粒子过滤器，它可以滤除净化空气中的颗粒和微生物。（ ）

161．BSL-2 对个人防护的要求是在 BSL-1 要求基础上，还应在工作服外加罩衫或穿防护服，戴帽子、口罩，且一次性手套不得清洗和再次使用。（ ）

162．BSL-3 对个人防护的要求是在 BSL-2 要求基础上，还必须使用个体防护装备，包括两层防护服、两层手套、佩戴医用外科口罩等。（ ）

163．使用封闭式微型电加热器消毒接种环，能够避免在酒精灯的明火上加热所引起的感染性物质爆溅；最好使用不需要再进行消毒的一次性接种环。（ ）

164．虽然操作干燥的痰液标本没有气溶胶风险，但湿润的痰液标本必须要注意避免生成气溶胶。（ ）

165．准备高压灭菌和（或）将被处理的废弃标本和培养物应当放置在防漏的容器内，不要固定任何部位，要等放到废弃物盛器中以后再充分固定。（ ）

166．在病原微生物实验室，嚼口香糖不影响任何实验操作，所以是允许的。（ ）

167．以下两点可以减少针刺损伤：减少使用注射器和针头（可用一些简单工具来打开瓶塞，然后使用吸管取样而不用注射器和针头）；给用过的注射器针头戴护套。（ ）

168．用玻璃吸管代替巴斯德塑料吸管，可以避免感染性物质的注入。（ ）

169．血液和血清应当小心吸取，而不能倾倒，更严禁用口吸液。（ ）

170．移液管使用后应完全浸入适当的消毒液中浸泡适当的时间，然后再丢弃或灭菌清洗后重复使用。（ ）

171．带有血凝块等的废弃标本管，在加盖后应当放在适当的防漏容器内高压灭菌和（或）焚烧。（ ）

172．装有感染性物质的安瓿必须浸入液氮中保存，取出时实验室工作人员应当进行眼睛和手的防护，还应对外安瓿表面进行消毒。（　）

173．打开装有冻干物的安瓿时，如果管内有棉花或纤维塞，可以在管上靠近棉花或纤维塞的中部锉一痕迹。（　）

174．打开装有冻干物的安瓿时，应用一团乙醇浸泡的棉花将安瓿包起来以保护双手，然后手持安瓿从标记的锉痕处打开。（　）

175．在病原微生物实验室进行静脉抽血相关操作时，应当尽量使用传统的针头和注射器取代一次性的安全真空采血管。（　）

176．装有血液和其他体液、组织及排泄物标本的试管应置于适当容器中运至病原微生物实验室，但在实验室内部转运因不涉及污染风险所以手持即可。（　）

177．在病原微生物实验室收集血液和其他体液、组织及排泄物标本时，检验申请单应当分开放置在防水袋或信封内，且接收人员不应打开这些袋子。（　）

178．在病原微生物实验室时，应当在生物安全柜内打开血液和其他体液、组织及排泄物标本管，且应用纸或纱布抓住塞子以防止喷溅；同时应在防护衣外面要再穿上塑料围裙。（　）

179．若实验急需，可暂时将皮下注射针作为移液管使用。（　）

180．用于显微镜观察的盖玻片和涂片用于显微镜观察的感染性血液、唾液和粪便标本在固定和染色时，必须杀死涂片上的所有微生物和病毒。（　）

181．用于显微镜观察的盖玻片和涂片用于显微镜观察的感染性血液、唾液和粪便标本在固定和染色后，应当用镊子拿取，并经流水冲洗后再重复使用。（　）

182．在处理感染性血液样本时，自动化仪器为了避免液滴和气溶胶的扩散应采用封闭型的，其排出物应当收集在封闭容器内进一步高压灭菌和（或）废弃。（　）

183．在处理感染性血液样本时，超声处理器等自动化仪器不需要在每一步完成后对仪器进行消毒，而是应根据实验室规定定期消毒（如每个月消毒一次）。（　）

184．感染性组织标本应用冰冻切片，应当避免福尔马林固定。（　）

185．感染性组织标本进行冰冻切片时应当罩住冰冻机，操作者要戴安全防护面罩；清除污染时，仪器的温度要升至 20℃。（　）

186．朊病毒实验室应该预防的是避免污染材料的食入或实验室工作人员的皮肤刺伤，应尽可能使用一次性器具，在生物安全柜操作时使用一次性防护罩。（　）

187．朊病毒实验室建议使用专用仪器设备，即不与其他实验室共用仪器。（　）

188．朊病毒实验室必须穿戴一次性防护服（隔离衣和围裙）和手套，对病理学家而言还要在两层橡胶手套间戴钢丝网手套。（　）

189．福尔马林固定的含朊病毒组织，在长时间浸泡后则不具有感染性。（　）

190．朊病毒实验室的实验台垃圾包括一次性手套、隔离衣和围裙，均应当采用多孔负荷蒸汽灭菌器在 134 ～ 137℃高压灭菌 18 min、1 个循环，或高压灭菌 3 min、6 个循环，然后再焚烧。（　）

191．多聚甲醛熏蒸的方法不能降低朊粒蛋白的滴度，朊粒蛋白对紫外线照射也具有抵抗力，所以，安全柜不能用这样的标准方法来清除各种微生物因子污染。（　）

192．在菌种使用记录中将传代过程与数量合并于研究记录中是允许的。（　）

193．通向病原微生物实验室工作区的所有进口（而非出口）都应标明存在其中的危险，尤其应注意火险以及易燃、有毒、放射性、有害和生物危险材料。（ ）
194．病原微生物实验室应标识和评审对孕妇健康和易感人员的潜在危险。（ ）
195．实验室生物安全手册应包括生物危险、化学品安全、电气安全、消防等内容（不包括从工作区撤离和事件处理规程），且应在工作区随时可用。（ ）
196．在实验室工作区内长发应束在脑后，不应佩戴腕表、手镯，可以戴戒指、耳环和项链。（ ）
197．禁止在实验室工作区存放可能导致阻碍和绊倒危险的大量一次性材料。（ ）
198．实验室行为、工作习惯或材料的改变可能对内务和（或）维护人员有潜在危险时，应报告实验室负责人，并书面告知内务和维护人员的管理者。（ ）
199．实验室工作人员在实际或可能接触了血液、体液或其他污染材料后，若操作时戴有手套可以在摘去手套后不洗手。（ ）
200．实验室工作人员在摘除手套后、使用卫生间前后、离开实验室前、进食或吸烟前、接触每一患者前后应例行洗手。（ ）
201．实验室洗手池不得用于其他目的；在限制使用洗手池的地点，使用基于乙醇的“无水”手部清洁产品是可接受的替代方式。（ ）
202．在病原微生物实验室，离心可以在无安全罩的离心机内进行，但涡流搅拌的样本必须置于有盖容器内。（ ）
203．在能产生气溶胶的大型分析设备上应使用局部通风防护，在操作小型仪器时使用定制的排气罩。（ ）
204．在任何涉及处理或储存危险度3级以上（不包括3级）微生物的实验室，都必须有一份关于处理实验室和动物设施意外事故的书面预案，国家和（或）当地的卫生部门要参与制定应急预案。（ ）
205．在病原微生物实验室遭遇刺伤、切割伤或擦伤时，受伤人员应当脱下防护服，清洗双手和受伤部位，使用适当的皮肤消毒剂，必要时进行医学处理。要记录受伤原因和相关的微生物，并应保留完整适当的医疗记录。（ ）
206．在病原微生物实验室遭遇潜在危害性气溶胶的释放（在生物安全柜以外），应当立即通知实验室负责人和生物安全主管部门，而不是立即撤离相关区域。（ ）
207．在病原微生物实验室遭遇潜在危害性气溶胶的释放（在生物安全柜以外）后，为了使气溶胶排出和使较大的粒子沉降，在一定时间内严禁人员入内。（ ）
208．在病原微生物实验室遭遇可封闭的离心桶（安全杯）内离心管发生破裂，那么所有密封离心桶都应拿到生物安全柜内拆卸；如果怀疑在安全杯内发生破损，应该松开安全杯盖子并将整个离心桶高压灭菌。（ ）
209．在病原微生物实验室，发生自然灾害时，应及时把实验室建筑内和（或）附近建筑物的潜在危险向当地或国家紧急救助人员提出警告。（ ）
210．在病原微生物实验室，必须配备以下紧急装备：急救箱，常用解毒剂（不包括特殊的解毒剂），合适的灭火器和灭火毯。（ ）

三、名词解释

1．生物安全
2．实验室生物安全
3．生物安全防护水平
4．微生物危险等级
5．生物安全实验室
6．实验室获得性感染
7．一级防护屏障
8．二级防护屏障
9．风险评估
10．生物安全柜
11．个人防护装备
12．感染性废弃物处置
13．材料安全数据单
14．风险识别
15．风险控制
16．病原体主要危险特性
17．微生物致病性
18．微生物毒力
19．安全设备
20．事件、伤害、事故和职业性疾病报告制度
21．职业性疾病、伤害和不利事件记录

四、简答题

1．请简述病原微生物实验室中引起实验室人员病原微生物感染的主要原因。
2．请简述病原微生物实验室生物安全的主要功能体现在哪些方面。
3．请简述实验室生物安全管理中风险控制包括哪两种情况。
4．请简述微生物与人和动物宿主之间的动态关系。
5．请简述由于职业暴露于感染性病原微生物而导致实验室获得性感染的主要感染途径。
6．请简述对于一个特定的微生物进行危险度评估时除参考其危险度等级外，还应考虑哪些因素。
7．请简述对信息有限的病原体标本进行危害评估，哪些信息可能有助于确定处理这些标本的危险度。
8．请简述在进行生物因子分类时，除应考虑危险组分类外，还应考虑哪些因素。
9．请简述 BSL-2 与 BSL-1 的主要区别。
10．请简述当 BSL-2 实验室有非本地的外源性病原微生物时，在已有的生物危害标识的基础上，实验室入口处张贴的新生物危害标志应包括哪些信息。

11．请简述如何在生物安全柜内打开装有冻干感染性物质的安瓿。

12．请简述对可能含有朊粒蛋白物质的 HEPA 过滤器在摘除后应如何处理。

13．请简述对毒种保藏、开启、传代至销毁的原始记录应包括哪些内容。

14．请简述实验室生物安全管理和事故应急处理应至少包括哪七种规章制度。

15．请简述在病原微生物实验室若遭遇容器破碎及感染性物质的溢出应如何处理。

16．请简述在病原微生物实验室若遭遇未装可封闭离心桶的离心机内盛有潜在感染性物质的离心管发生破裂应当如何处理。

第十二章参考答案

一、单选题

1．D　2．C　3．A　4．C　5．B　6．A　7．D　8．A　9．B　10．C　11．D
12．B　13．C　14．A　15．B　16．D　17．C　18．D　19．C　20．C　21．B
22．A　23．C　24．A　25．C　26．C　27．D　28．C　29．B　30．B　31．A
32．C　33．C　34．D　35．B　36．C　37．A　38．D　39．B　40．B　41．C
42．D　43．B

二、判断题

1．√　2．×　3．√　4．√　5．×　6．×　7．×　8．√　9．×　10．√
11．√　12．×　13．×　14．√　15 √　16．×　17．√　18．×　19．×
20．√　21．×　22．√　23．√　24．×　25．√　26．√　27．√　28．×
29．×　30．×　31．√　32．×　33．√　34．×　35．×　36．√　37．√
38．×　39．√　40．×　41．×　42．√　43．×　44．×　45．√　46．√
47．×　48．×　49．×　50．√　51．×　52．×　53．×　54．√　55．√
56．√　57．×　58．√　59．×　60．√　61．√　62．×　63．√　64．×
65．√　66．×　67．×　68．√　69．×　70．×　71．×　72．×　73．√
74．×　75．√　76．√　77．√　78．×　79．×　80．√　81．×　82．√
83．√　84．×　85．×　86．√　87．√　88．×　89．√　90．×　91．√
92．√　93．√　94．×　95．×　96．√　97．×　98．×　99．×　100．√
101．√　102．×　103．×　104．×　105．√　106．×　107．√　108．√
109．√　110．×　111．×　112．√　113．√　114．×　115．×　116．√
117．√　118．×　119．√　120．×　121．√　122．×　123．√　124．√
125．×　126．×　127．×　128．×　129．√　130．√　131．×　132．×
133．×　134．×　135．√　136．×　137．×　138．×　139．√　140．×
141．×　142．√　143．√　144．√　145．×　146．√　147．×　148．√
149．×　150．√　151．√　152．×　153．×　154．×　155．×　156．×
157．×　158．√　159．×　160．√　161．√　162．×　163．√　164．×
165．×　166．×　167．×　168．×　169．√　170．√　171．√　172．×
173．√　174．√　175．×　176．×　177．√　178．√　179．×　180．×

181．× 182．√ 183．× 184．× 185．√ 186．√ 187．√ 188．√
189．× 190．√ 191．× 192．× 193．× 194．√ 195．× 196．×
197．√ 198．√ 199．× 200．√ 201．√ 202．× 203．√ 204．×
205．√ 206．× 207．√ 208．√ 209．√ 210．×

三、名词解释

1．生物安全：是指控制生物因素危害，维护生命健康、生态环境、社会经济的安全状态。生物因素包括自然存在和转基因的动物、植物、微生物等生物因子以及生物技术。

2．实验室生物安全：是指实验室的生物安全条件和状态不低于容许水平，可避免实验室人员、来访人员、社区及环境受到不可接受的感染性因子的感染和污染的危害，符合相关法规、标准等对实验室生物安全责任的要求。

3．生物安全防护水平：是指针对微生物危险度等级，由实验室操作和技术、安全设备和实验室设施不同组合而确立的相应防护级别。

4．微生物危险等级：是指依据微生物的致病性、传染性、宿主范围、临床可用的治疗与预防措施等因素，将微生物的危害程度进行分级。

5．生物安全实验室：是指通过设施防护、设备防护、人员防护、操作规范和管理措施，达到生物安全防护要求的病原微生物实验室。

6．实验室获得性感染：是指在实验室内从事有害生物因子相关实验活动，因意外暴露导致工作人员感染致病，又称实验室感染。

7．一级防护屏障：是指为了消除或减小实验室操作人员暴露于感染性材料，在人员与感染性材料之间设置的一个物理隔离屏障。

8．二级防护屏障：是指防止实验室活动过程中产生的感染性“三废（固体废物、废液和废气）”逸出实验室污染外环境，通过实验室设施建筑设计形成一个物理防护隔离屏障。

9．风险评估：是指评估实验室里进行病原微生物实验活动的风险大小以及确定是否可接受的全过程。

10．生物安全柜：是一种具有向内定向气流的负压箱形安全设备，能够保护操作者和实验室内外环境不受操作产生的有害危险物质和微生物气溶胶的暴露和污染，保护实验样品不受环境物质的污染。

11．个人防护装备：是指防止人员个体受到生物性、化学性或物理性等危险因子伤害的器材和用品，使用的目的是屏蔽有害因子，使其不与人体发生直接接触。

12．感染性废弃物处置：是指对携带病原体的废弃物进行处理，消除其感染性的活动。

13．材料安全数据单：是指详细提供某材料的危险性和使用注意事项等信息的技术通报。

14．风险识别：是指对实验室使用的微生物可能对人员和动物造成的危害风险进行必要判定。

15．风险控制：是指在风险评估的基础上，按照国家和行业颁布的法律法规、技术标准，以及单位建立的生物安全管理规范，对评估发现的风险采取必要的措施，使其消除或降低到可接受的程度。

16．病原体主要危险特性：是指对易感人群或动物宿主中感染和引起疾病的能力，以疾病的严重程度来衡量其毒力，以及预防和有效治疗疾病的可能性。

17．微生物致病性：是指一种微生物引起人或宿主动物疾病的能力。

18．微生物毒力：是指一种微生物在宿主体表或体内生长繁殖并能提高其致病力的属性。

19．安全设备：包括生物安全柜、封闭容器、其他工程控制和个人防护装备，旨在消除或减少工作人员暴露于危险生物因子。

20．事件、伤害、事故和职业性疾病报告制度：是指实验室应有实验室事件、伤害、事故、职业性疾病以及潜在危险的报告程序。所有事件（包括伤害）报告应形成文件。报告应包括事件的详细描述、原因评估、预防类似事件发生的建议以及为实施建议所采取的措施。事件报告（包括补救措施）应经高层管理者、安全委员会或实验室安全负责人评审。

21．职业性疾病、伤害和不利事件记录：是指对职业性疾病、伤害、不利事件或事故，以及所采取的相应行动应建立报告和记录制度，同时应尊重个人隐私。

四、简答题

1．病原微生物实验室中引起实验室人员病原微生物感染的原因主要有：

（1）实验操作产生的微生物气溶胶，随着人的呼吸进入呼吸道而引发感染，这种感染占全部实验室感染的80%。

（2）在接种时出现差错，不小心将传染物注入体内。

（3）被感染动物咬伤。

（4）注射器喷溅。

（5）离心机事故传染物外溅。

（6）使用移液管吸液时不慎将传染物吸入进口中。

2．病原微生物实验室生物安全的主要功能体现在以下3个方面：

（1）保护实验室内环境和外环境。

（2）保护实验室工作人员。

（3）保障感染性实验材料的安全。

3．实验室生物安全管理中风险控制包括如下两种情况：

（1）一种是实验室建设之前，建设单位根据拟建实验室的功能和用途，依据风险评估的结果，按照国家生物安全实验室技术标准和建设规范来建设实验室。实验室建成后，应按国家法律法规的要求，对高等级生物安全实验室（包括BSL-3和BSL-4实验室）进行生物安全认可，获得认可后，再向国务院相关业务主管部门卫生健康委员会和农业农村部兽医局申请实验活动资格和活动范围；对基础防护实验室（包括BSL-1和BSL-2实验室）进行备案。

（2）第二种情况是建成后使用中的实验室，根据拟开展的有害生物因子的实验活动风险评估结果，对照现有实验室的设施、安全设备、人员资质和能力、标准操作规范和应急处置等风险控制能力，进行补充完善，确保能够控制拟开展的实验活动安全。

4．微生物与人和动物宿主之间的动态关系有两种：

一是共生，微生物能够持续地存在于人和动物宿主身体的某一个部位。

二是感染，微生物侵入机体，在体内生长繁殖，并引起人和动物宿主的疾病。

5．实验室获得性感染主要是职业暴露于感染性病原微生物而导致的，这些暴露感染途径有：

（1）吸入：这是实验室获得性感染的主要途径，80% 的实验室获得性感染是经该途径感染的。

（2）经皮接种：这是实验室获得性感染的第二大感染途径。

（3）接触：这是实验室获得性感染的一个不可忽视的感染途径。

（4）食入：这是实验室获得性感染较少的感染途径。

6．对于一个特定的微生物来讲，在进行危险度评估时仅仅参考其危险度等级是远远不够的，适当时还应考虑其他一些因素，包括：

（1）微生物的致病性和感染数量。

（2）暴露的潜在后果。

（3）自然感染途径。

（4）实验室操作所致的其他感染途径（非消化道途径、空气传播、食入）。

（5）微生物在环境中的稳定性。

（6）所操作微生物的浓度和浓缩标本的容量。

（7）适宜宿主（人或动物）的存在。

（8）从动物研究和实验室感染报告或临床报告中得到的信息。

（9）计划进行的实验室操作（如超声处理、气溶胶化、离心等）。

（10）可能会扩大微生物的宿主范围或改变微生物对于已知有效治疗方案敏感性的所有基因技术。

（11）当地是否能进行有效的预防或治疗干预。

7．信息有限的病原体标本进行危害评估时，下列信息可能有助于确定处理这些标本的危险度：

（1）患者的医学资料。

（2）流行病学资料（发病率和死亡率资料、可疑的传播途径、其他有关暴发的调查资料）。

（3）有关标本来源地的信息。

8．在进行生物因子分类时，除应考虑危险组分类外，还应充分考虑本国或本地区的各种影响因素和特殊因素，包括：特定病原微生物株系的致病性和感染剂量、感染后导致的可能结果、自然感染途径和实验室操作导致的感染途径、该病原微生物在环境中稳定性、实验室操作的浓度和体积、拟开展的实验活动、实验室是否有适宜的宿主（人或动物）、相关的实验室获得性感染报告、任何可能扩大宿主范围或针对已知有效治疗的遗传操作，以及当地可用的有效治疗方法和预防措施等。

9．BSL-2 与 BSL-1 的区别在于：

(1) 实验人员均接受过病原体处理方面的培训，由有经验的专家指导。

(2) 实验室在进行实验时，限制与实验活动无关的人员进入实验室。

(3) 谨慎处置污染的锐器。

(4) 某些可能产生微生物气溶胶或飞溅物的操作，应在Ⅱ级生物安全柜中或其他物理防护设备中进行。

10. 当 BSL-2 实验室有非本地的外源性病原微生物时，在已有的生物危害标识的基础上，实验室入口处张贴的新生物危害标志应包括：病原微生物名称、生物安全防护水平、免疫接种要求、研究人员姓名和电话号码、在实验室中必须佩戴的个人防护设施、出实验室所要求的程序。

11. 在生物安全柜内打开装有冻干感染性物质的安瓿应按下列步骤：

(1) 首先清除安瓿外表面的污染。

(2) 如果管内有棉花或纤维塞，可以在管上靠近棉花或纤维塞的中部锉一痕迹。

(3) 用一团乙醇浸泡的棉花将安瓿包起来以保护双手，然后手持安瓿从标记的锉痕处打开。

(4) 将顶部小心移去并按污染材料处理。

(5) 如果塞子仍然在安瓿上，用消毒镊子除去。

(6) 缓慢向安瓿中加入液体来重悬冻干物，避免出现泡沫。

12. 对可能含有朊粒蛋白物质的 HEPA 过滤器在摘除后需要在至少 1000℃的温度下焚烧。在焚烧之前推荐进行下述处理：

(1) 在摘除前用喷漆喷头给过滤器的裸露表面喷雾，在摘除过程中将过滤器“装袋”，以及从工作柜中除去 HEPA 过滤器，这样可以不污染难以操作的安全柜压力排风系统。

(2) 用具应当用含 20 g/L (2%) 有效氯的次氯酸钠浸泡 1 h，然后用水彻底清洗再进行高压灭菌。不能高压灭菌的用具可以反复用含 20 g/L (2%) 有效氯的次氯酸钠润湿超过 1h 来进行清洁，并要求用水冲洗以清除残留的次氯酸钠。

13. 生物安全实验室应根据所从事的实际工作性质来制定独立的毒种保藏、开启、传代至销毁的原始记录。记录的内容应包括传代毒种来源与数量、传代时间、传代数量、传代用途以及备注，销毁记录包括销毁方式、销毁物品明细（培养物、实验用具等）、灭菌温度与时间（开始时间、达到温度时间、停止灭菌时间、取出时间）。

14. 实验室生物安全管理和事故应急处理应至少包括如下 7 种制度：

(1) 人员培训制度。

(2) 实验室准入制度。

(3) 安全计划审核制度。

(4) 安全检查制度。

(5) 事件、伤害、事故和职业性疾病报告制度。

(6) 危险标识制度。

(7) 记录制度。

15. 在病原微生物实验室若遭遇容器破碎及感染性物质的溢出，应当立即用布或纸巾覆盖受感染性物质污染或感染性物质溢洒后的破碎物品；然后在上面倒上消毒剂，并使其作用适当时间；然后将布、纸巾以及破碎物品清理掉；玻璃碎片应用镊子清理；然后再用消毒剂擦拭污染区域。如果用簸箕清理破碎物，应当对它们进行高压灭菌或放在有效的消毒液内浸泡。用于清理的布、纸巾和抹布等应当放在盛放污染性废弃物的容器内。在所有这些操作过程中都应戴手套。如果实验表格或其他打印或手写材料被污染，应将这些信息复制，并将原件置于盛放污染性废弃物的容器内。

16．在病原微生物实验室若遭遇未装可封闭离心桶的离心机内盛有潜在感染性物质的离心管发生破裂时，应当：

（1）如果机器正在运行时发生破裂或怀疑发生破裂，应关闭机器电源，让机器密闭（例如 30min）使气溶胶沉积。如果机器停止后发现破裂，应立即将盖子盖上，并密闭（例如 30min）。发生这两种情况时都应通知生物安全主管部门。

（2）随后的所有操作都应戴结实的手套（如厚橡胶手套），必要时可在外面戴适当的一次性手套。当清理玻璃碎片时应当使用镊子，或用镊子夹着的棉花来进行。

（3）所有破碎的离心管、玻璃碎片、离心桶、十字轴和转子都应放在无腐蚀性的、已知对相关微生物具有杀灭作用的消毒剂内。未破损的带盖离心管应放在另一个有消毒剂的容器中，然后回收。

（4）离心机内腔应用适当浓度的同种消毒剂擦拭，并再次擦拭，然后用水冲洗并干燥。清理时所使用的全部材料都应按感染性废弃物处理。

第十三章　医学与医学生物学生物技术实验室生物安全

一、单选题

1．1972 年，Jackson 和 Berg 通过利用限制性内切酶和连接酶，得到了世界上第一个人工体外重组的（　）分子，并建立了（　）技术。

A．RNA，重组 RNA　　B．DNA，重组 DNA

C．cDNA，重组 cDNA　　D．rRNA，重组 rRNA

2．重组 DNA 技术和 DNA 测序技术在现代生物技术发展中的地位非常重要，美国斯坦福大学的 P. Berg 博士、W. Gilbert 和 F. Sanger 3 人分享了（　）年度的（　）。

A．1980，诺贝尔化学奖　　B．1980，诺贝尔生理学或医学奖

C．1990，诺贝尔化学奖　　D．1990，诺贝尔生理学或医学奖

3．2012 年，荷兰科学家对禽流感病毒进行（　）引起了全世界持续广泛的争议，这是生物技术两用性的一个里程碑事件。

A．大规模培养　　B．全基因组测序　　C．毒株研究　　D．基因改造

4．2018 年 1 月 19 日，加拿大阿尔伯塔大学病毒学家大卫・埃文斯研究团队在科学期刊 *PLOS One* 刊文，描述了化学合成了拥有 21.2 万个碱基对的（　）和相关合成技术方法，该论文所描述技术可直接适用于再生（　），存在引发生物恐怖活动或生物战争的风险，因而引起各界对生物技术两用性研究的广泛担忧。

A．天花病毒，马痘病毒　　B．风疹病毒，天花病毒

C．马痘病毒，天花病毒　　D．HIV，马痘病毒

5．在生物技术实验室，（　）是生物安全的核心工作，是确定生物技术危险的关键过程和安全防护，以防止伤害实验室工作人员、公众和环境的关键步骤。

A．风险评估　　B．安全宣讲　　C．安全准入制度　　D．安全检查

6．质粒 pUC18 经常与（　）细胞一起使用作为克隆载体，其完整测序已经完成。

A．大肠杆菌　　B．大肠埃希菌 K12

C．金黄色葡萄球菌　　D．芽孢杆菌

7．下述哪种表达载体的生物安全不需要考虑较高的生物安全水平（　）

A．来源于病原生物体的 DNA 序列的表达可能增加遗传修饰生物体的毒性

B．插入的 DNA 序列性质不确定

C．基因产物具有潜在的药理学活性

D．非毒素的基因产物编码

8．例如进行细菌振荡培养、离心后倾倒上清液、匀浆搅拌等都易导致实验材料产生（　）颗粒飘散于空气中，这是造成实验室感染的重要原因之一，也是一种不易察觉和防范的感染方式。

A．粉尘　　B．飞沫　　C．气溶胶　　D．液滴

9．1975 年美国加利福尼亚州阿西洛马市召开的科学会议上，讨论了（　）的安全问题，并提出了第一个（　）指南。

A．重组 DNA 技术，重组 DNA 技术

B．重组 RNA 技术，重组 RNA 技术

C．体外合成 DNA 技术，体外合成 DNA 技术

D．体外合成 RNA 技术，体外合成 RNA 技术

10．1976 年，（　）颁布了国际上第一个（　），对许多类型的重组 DNA 实验做了限制，如禁止利用重组 DNA 技术研究病毒 DNA、限制在基因克隆实验中使用大肠埃希菌和酵母菌作为宿主表达重组 DNA 等。

A．联合国世卫组织，重组 DNA 操作指南

B．美国国立卫生研究院，重组 DNA 操作指南

C．哈佛医学院，重组 RNA 操作指南

D．美国科学院，重组 RNA 操作指南

11．美国 NIH 在 2016 年颁布的 *Guidelines for Research Involving Recombinant DNA Molecules or Synthetic Nucleic Acid Molecules* 将重组 DNA 和生物技术安全等级分为（　）类。

A．两　　B．三　　C．四　　D．五

12．我国 1993 年颁布的《基因工程安全管理办法》将基因工程安全等级分为（　）类，从危险程度最低的 I 级到危险程度最高的（　）级。

A．两，Ⅱ　　B．三，Ⅲ　　C．四，Ⅳ　　D．五，Ⅴ

13．我国 2017 年颁布的《生物技术研究开发安全管理办法》将生物技术安全等级分为（　）类，从危险程度最低的一般风险等级到危险程度最高的高风险等级。

A．两　　B．三　　C．四　　D．五

14．我国 2017 年颁布的《生物技术研究开发安全管理办法》中属于较高风险等级的包括《人间传染的病原微生物名录》中，涉及（　）病原微生物，且按照规定必须在（　）实验室开展的研究开发活动。

A．第一类和第二类，生物安全二级

B．第三类，生物安全二级

C．第一类和第二类，生物安全三级

D．第三类，生物安全三级

15．我国 2017 年颁布的《生物技术研究开发安全管理办法》中属于较高风险等级的包括《动物病原微生物分类名录》中，涉及（　）病原微生物，且按照规定必须在（　）实验室开展的研究开发活动。

A．第一类和第二类，生物安全二级

B．第三类，生物安全二级

C．第一类和第二类，生物安全三级

D．第三类，生物安全三级

16．我国2017年颁布的《生物技术研究开发安全管理办法》中属于高风险等级的包括《人间传染的病原微生物名录》中，涉及（　）病原微生物，且按照规定必须在（　）实验室开展的研究开发活动。

A．第一类和第二类，生物安全Ⅲ级或Ⅳ级

B．第三类，生物安全Ⅲ级或Ⅳ级

C．第一类和第二类，生物安全Ⅱ级

D．第三类，生物安全Ⅱ级

17．我国2017年颁布的《生物技术研究开发安全管理办法》中属于高风险等级的包括《动物病原微生物分类名录》中，涉及（　）病原微生物，且按照规定必须在（　）实验室开展的研究开发活动。

A．第一类和第二类，生物安全Ⅲ级或Ⅳ级

B．第三类，生物安全Ⅲ级或Ⅳ级

C．第一类和第二类，生物安全Ⅱ级

D．第三类，生物安全Ⅱ级

18．我国2017年颁布的《生物技术研究开发安全管理办法》中属于高风险等级的包括《中华人民共和国进境动物检疫疫病名录》中涉及（　）传染病和寄生虫病的研究开发活动。

A．第一类　　B．第二类　　C．第三类　　D．第四类

19．以下不属于我国2017年颁布的《生物技术研究开发安全管理办法》中高风险等级研究开发活动的是（　）。

A．涉及新发高致病性病原微生物的研究开发活动

B．涉及具有感染活性的各类微生物的人工合成活动

C．涉及存在重大风险的人类基因编辑等基因工程的研究开发活动

D．其他具有低等级潜在风险程度的生物技术研究开发活动

20．美国国立卫生研究院（NIH）确立了以（　）和（　）作为宿主的生物控制系统，即一级生物控制的HV1和二级生物控制的HV2两个类别。

A．真核生物，低等原核生物　　B．真核生物，高等原核生物

C．原核生物，低等真核生物　　D．原核生物，高等真核生物

21．美国国立卫生研究院（NIH）确立的一级生物控制的HV1，提供（　）控制水平的寄主-载体系统。

A．低等　　B．中等　　C．中上等　　D．高等

22．美国国立卫生研究院（NIH）确立的二级生物控制的HV2，提供（　）控制水平的寄主-载体系统。

A．低等　　B．中等　　C．中上等　　D．高等

23．经NIH认可的HV1和HV2系统最新目录可以从（　）获得。

A．联合国世卫组织　　B．哈佛医学院

C．美国科学院　　D．NIH的重组DNA办公室

24．以下不属于生物技术实验室废弃物常用处理方式的是（ ）。
A．高压灭菌 B．化学品消毒 C．火烧灭菌 D．辐射灭菌

25．高压灭菌采用由（ ）组成的生物指示剂检查灭菌效果。
A．脂肪嗜热芽孢杆菌 B．大肠埃希菌 K12
C．金黄色葡萄球菌 D．大肠杆菌

26．一次性使用的、可燃性的传染性废料、病原体培养物、含有细胞毒性的发酵液滤渣、实验动物尸体等适用于（ ）。
A．高压灭菌 B．化学品消毒 C．辐射灭菌 D．焚烧处理

27．以下不属于生物技术实验室废弃物焚烧处理常用焚烧炉形式的是（ ）。
A．单燃烧室式焚烧炉 B．单燃烧室附后燃室式焚烧炉
C．双燃烧室空气控制式焚烧炉 D．三燃烧室空气控制式焚烧炉

28．2005 年，第 11 版致癌物报告中公布的人类致癌物总数已达到（ ）种，包括（ ）种“已知人类致癌物”和 188 种“有理由认为可导致人类癌症的致癌物”。
A．238，50 B．246，58 C．248，60 D．256，68

29．DEPC 是（ ）的强烈抑制剂。
A．RNA B．DNA C．RNA 酶 D．DNA 酶

30．紫外线（UV）可分为（ ）种波长。
A．两 B．三 C．四 D．五

31．人对波长（ ）nm 的紫外线最敏感，直接或间接的中紫外或远紫外照射，经过 0.5 ～ 24 h 的潜伏期后，会使眼睛发生炎症（眼中有沙的感觉，流泪、对光敏感、睁开眼睑困难等）。
A．280 B．300 C．315 D．400

32．在使用紫外线检测 DNA 时，一般少量经溴乙啶染色的 DNA 用（ ）nm 很容易检测到，且不损伤 DNA，建议使用这种波长的紫外灯。
A．280 B．302 C．360 D．400

33．以下不属于生物技术实验室应急处理检查内容的是（ ）。
A．是否建立意外事件应急处置系统和预案
B．是否每年进行意外事件应急预案的培训或演练
C．实验室内是否有合理的紧急撤离路线图
D．实验室内是否有心肺复苏等抢救装置

二、判断题

1．生物技术的生物安全关注重点生物技术研究活动过程中的目的和可能带来的威胁和影响。（ ）

2．自从 1972 年建立重组 DNA 技术以来，基因工程已经给医疗、农业、工业和环境保护等领域带来了巨大的利益，权衡之下，其生物风险可以暂时忽略。（ ）

3．利用基因工程技术制造高危或致命生物非常困难，大多数科研者及一般实验室并不具备制造的能力和条件，所以“广撒网”式的关注并不适用，而应聚焦重点领域进行重点排查。（ ）

4. 合成生物学的目标是通过自然与合成遗传物质的某些具体组分的组合来设计、研制和制造功能生物体。( )
5. 合成生物学技术与现有的重组 DNA 技术相比，显著区别在于合成生物学技术对遗传物质没有要求，部分或全部的基因都是用化学方法合成的。( )
6. 如果是出于善意的研究目的，合成生物学技术的产物肯定就是安全的、有益于人类社会的，建议广泛开展；反之，如果出于邪恶的研究目的，会造出危害公共健康或环境的生物体，应严令禁止。( )
7. 基因编辑与基因工程、合成生物学一样具有两用性的特征，因此，相关新技术的实施如胚胎基因编辑，应由有经验的研究人员来开展，这样才能产生可预测、可控的结果。( )
8. 如果应用基因编辑技术修改每一物种或群体的感染信号通道或免疫反应，并对微生物毒力基因进行修改成对某种生物或群体具有更强的感染性或致病性，无论是恶意使用，还是误用或非故意泄露，都能够导致这一物种或群体的灭绝。( )
9. 在开展动物胚胎和人类胚胎基因编辑的相关研究时，科学研究成果是第一位的，动物福利和伦理的问题可放在其次。( )
10. 生物技术实验室生物风险评估确定的信息可以提供指导选择适当的生物安全水平。( )
11. 大肠埃希菌 K12 是一种非致病性菌株，它不能在健康人和动物的消化道中持久克隆。( )
12. 如果所要插入的外源 DNA 表达产物对生物安全水平没有特殊要求，那么大肠埃希菌 K12/pUC18 可以在一级生物安全水平下按常规遗传工程实验进行。( )
13. 用于基因转移的腺病毒载体操作时应采用与用于获得这些载体的母体腺病毒相同的生物安全水平。( )
14. 对转基因动物进行相关操作时，安全防护水平的决定因素应该是受体动物本身原本所需的防护水平，而不是外源性基因产物的特性。( )
15. 基因敲除动物一般不表现特殊的生物危害，所以可根据研究需要进行基因敲除，不用考虑生物风险。( )
16. 转基因植物争议的焦点是这类植物作为食物的安全性，以及种植后的长期生态后果。( )
17. 生物技术实验室危险度评估应该建立固定的标准和流程，不应随着科学进展的更新而不断调整变化。( )
18. 对构建或使用遗传修饰生物体的生物安全进行评估时，供体生物的特性和将要转移的 DNA 序列的性质是必须要评估的因素，受体生物的特性和环境特性是可选评估因素。( )
19. 在考虑生物控制时，应该将重组 DNA 的质粒、细胞器或病毒等载体和实验室中载体赖以增殖的细菌、动物或植物细胞宿主一并加以考虑。( )
20. 对于以质粒作载体的 HV2 寄主 - 载体系统，在代表天然环境的非特殊限制性实验室条件下，在 108 个寄主细胞中能使克隆的 DNA 片段永久存在的细胞不能多于 1 个，无论克隆的 DNA 片段的永久存在是通过原有寄主的存活，还是通过克隆

的 DNA 片段本身的传播。( )

21. 对于载体为噬菌体的 HV2 寄主 - 载体系统，在代表天然环境的非特殊限制性实验室条件下，108 个噬菌体颗粒中能使克隆的 DNA 片段永久存在的噬菌体不得超过 10 个，无论这种噬菌体是作为前噬菌体（以插入的或质粒的形态）存在于用作繁殖噬菌体的实验室寄主中，还是在天然环境中存活并将克隆的 DNA 片段转移至其他寄主（或它们居留的前噬菌体）中。( )

22. 经 NIH 认可的 HV1 和 HV2 系统都是由试验者书面申请后，经 NIH 的 RAC 咨询，并以适当方式通报给公众进行评论，确认为对健康及环境并不存在显著危险的重组 DNA 分子。( )

23. 采用 HV1 和 HV2 寄主—载体系统的重组 DNA 试验属于 NIH 准则中免受准则约束的试验，不必向生物安全委员会登记，生物防护只需要 BSL-1。( )

24. 高压灭菌器、化学消毒设备、带有高效净化过滤功能的通风管道等属于一级物理防护屏障。( )

25. 实验室的废弃化学试剂和实验产生的有毒有害废液、废物，可暂放在楼道、阳台、庭院等公共场合，但严禁向下水口倾倒或随垃圾丢弃。( )

26. 高压灭菌操作的关键是必须去除设备空间内以及被处理物料空隙中的空气，使蒸汽穿透至各个部位，达到温度均匀和停留时间一致的要求。( )

27. 环氧乙烷可用于细菌和病毒的消毒处理，但对芽孢没有灭活作用。( )

28. 环氧乙烷气体比 β- 丙醇酸内酯蒸气对芽孢的灭杀作用更好。( )

29. 对于玻璃器皿、耐蚀器件的处理，可用 2% 碱性戊二醛、5% 过氧乙酸、3% 甲酚皂液等消毒剂进行浸泡消毒。( )

30. 辐射灭菌利用 ^{60}Co、^{137}Cs 产生的射线辐照污染生物危害物的固体材料，可以达到一定的灭活作用，但灭菌效果常受氧效应、还原剂及致敏剂、湿含量的影响而有很大差异。( )

31. 辐射灭菌时，大肠埃希菌、金黄色葡萄球菌、细菌孢子、病毒、蓝辛病毒和脑炎病毒的致死剂量基本相同。( )

32. 实验室废弃物在高温焚烧下会被破坏分解为 CO_2、H_2O、NO_2 等挥发性气体以及金属氧化物的灰分。( )

33. 致病性的废料需要较高的温度与较长的焚烧时间，而细胞毒性物质废料则需要较低的温度和较短的停留时间。( )

34. 生物技术实验室常见的致癌物可以分为化学致癌物、物理致癌物、生物致癌物和食物致癌物。( )

35. 秋水仙素有毒，适用溶剂是乙醇，其废弃物处理方式是用 $KMnO_4$、HCl 和 NaOH 处理。( )

36. 放线菌素是致癌物，溶于水，其废弃物处理方式是用掩埋或铬酸处理。( )

37. 焦碳酸二乙酯有毒，适用溶剂是 5%KOH，其废弃物处理方式是用 $KMnO_4$、HCl 和 NaOH 处理。( )

38. 溴乙啶有毒，溶于水，其废弃物处理方式是加热处理。( )

39. 吖啶有毒，溶于乙醇，其废弃物处理方式是置于漂白粉中 24h。( )

40．制霉菌素有毒，溶于甲醇，其废弃物处理方式是用掩埋或铬酸处理。（　）

41．一般认为癌的形成，一个早期必需的步骤是 DNA 发生诱变，许多致癌物被证明是可以诱变的；反之，许多诱变物也被证明是致癌的。（　）

42．目前已有明确的证据说明 DNA 变异是畸形发生的必要步骤。（　）

43．致癌物、诱变物和致畸物的影响是可逆的。（　）

44．皮肤偶然的接触了致癌物、诱变物和致畸物时，应先用流动的自来水冲洗接触部位 5min，再用肥皂和水洗。（　）

45．如果做实验时有溅上或喷上致癌物、诱变物和致畸物的危险时，应戴上橡皮手套和眼罩，尽可能使用通风橱。（　）

46．如果做实验时致癌物、诱变物和致畸物溅在罩衣、衣服或鞋上，不要耽搁，应立即冲洗。（　）

47．如果开启储存致癌物、诱变物和致畸物溅的、盖有瓶塞的瓶子和密封的安瓿时要当心，因为内部压力和大气压如有不同会在无意中洒出粉末或微滴。（　）

48．在做涉及致癌物、诱变物和致畸物的动物实验时，可能的污染物包括皮毛和排泄物，不包括动物笼和笼内铺的垫草。（　）

49．存放致癌物、诱变物和致畸物的容器必须要附上鲜明色彩的警戒标签，但如果是临时存放的容器则对标签没有要求。（　）

50．在没有和安全员交换过意见之前，不要把任何种类的危险化学药品丢弃或破坏掉。（　）

51．含有 Tris 缓冲液的溶液中，应该加入适量的 DEPC。（　）

52．十二烷基硫酸钠（SDS）及防护 SDS 的微细晶粒易于扩散，造成对呼吸道的伤害，在称量时一定要带上严密的口罩，有条件可以戴上面罩，称量完毕后清除残留在工作区和天平上的 SDS。（　）

53．丙烯酰胺是强烈的神经毒素，经呼吸道而不是经皮肤进入人体。（　）

54．丙烯酰胺的作用具有累积性，称取粉末状丙烯酰胺及亚甲双丙烯配胺时必须戴手套和面具，但取用含上述化学药品的溶液则不是必须戴手套。（　）

55．聚丙烯酰胺无毒，不需要像丙烯酰胺相关操作那样小心处理。（　）

56．苯甲基磺酰氟严重损害呼吸道黏膜、眼睛及皮肤，吸入、吞进或通过皮肤吸收后有致命危险。（　）

57．一旦眼睛或皮肤接触了苯甲基磺酰氟，应立即用大量水冲洗。（　）

58．凡被苯甲基磺酰氟污染的衣物应立即冲洗，晾干后才能再穿。（　）

59．放线菌素 D 是致畸剂和致癌剂，配制该溶液时必须在开放的实验桌面上、戴手套进行操作。（　）

60．叠氮钠消化道摄入和皮肤接触会产生剧毒。（　）

61．叠氮钠能引起烧伤，如果皮肤接触到，立即用水冲洗；防止吸入其粉尘，使用时应戴橡胶或塑料手套，佩戴眼保护罩谨慎操作。（　）

62．叠氮钠可与溴、二硫化碳或铬酰氯发生爆炸性反应。（　）

63．叠氮钠与铜、铅及汞重金属不会发生反应。（　）

64．叠氮钠与酸接触会产生剧毒但不会产生爆炸性气体。（　）

65. 视网膜对紫外线不敏感，因此往往在没有意识到的情况下，就已经造成了眼睛损伤，潜伏期的长短取决于被暴露的程度。( )
66. 在使用紫外线检测 DNA 时，为最大限度地避免受到辐射，要确保紫外光源得到适当遮蔽，并应戴护目镜或能够有效阻挡紫外线的全副安全面罩。( )
67. 新工作人员进入实验室前，必须经过培训，然后由实验室负责人组织考核。通过考核后，还必须与有资格的工作人员一同工作 3 个月，才能获得独立进行实验室操作的正式资格。( )
68. 实验室内禁止饮食、吸烟和喧哗，但化妆、访客和日常休息是允许的。( )
69. 在生物技术实验室开展科研活动期间，若出现身体不适情况，如患发热性疾病，感冒、上呼吸道感染，抵抗力下降等状况，虽属个人隐私不需要向实验室负责人报告，但必须自行安排好实验和休息。( )
70. 生物技术实验室应建立人员健康监护档案，档案内容包括既往病史、检测结果、免疫接种史等，以便对从事涉及生物安全危害人员的健康状况进行跟踪。( )
71. 生物技术实验室内应备有可供阅读的实验室安全和操作手册，所有实验室人员必须阅读实验室操作手册的内容，了解生物实验室的特殊危害，并遵循标准的操作和规程执行。( )
72. 生物技术实验室的实验人员在进行实验之前必须进行有关潜在生物毒害、避免接触过敏性物质、限制材料的释放等方面的培训。( )
73. 在生物技术实验室工作区域可以短暂放置食物及个人物品，但禁止进食、饮水、吸烟、化妆、处理隐形眼镜。( )
74. 在实验室长发必须盘在脑后并扎起来，以免接触手、样品、容器或设备。( )
75. 在生物技术实验室进行可能直接或意外接触到动物和植物的组织、分泌物、血液、体液，以及其他具有潜在有毒有害的材料或过敏性物质的操作时，应戴上合适的手套。手套用完后，应先消毒再摘除，随后必须洗手。( )
76. 在生物技术实验室，实验间歇可以穿着实验室防护服暂时离开实验室，比如去办公室、图书馆、员工休息室和卫生间。( )
77. 在生物技术实验室，如果已知或可能发生暴露于转基因生物时，污染的衣服必须马上送到洗衣房进行清洗。( )
78. 在生物技术实验室脱去手套后、离开实验室之前或在操作完已知或可能的转基因生物之后的任何时候，必须洗手。( )
79. 在生物技术实验室，所有受到污染的材料、标本和培养物在废弃或清洁再利用之前，必须清除污染。( )
80. 在生物技术实验室，污染的液体可以直接排放到污水管道。( )
81. 在转基因生物操作和储存的区域，必须有可使用的有效杀灭剂。( )
82. 出现转基因生物逃逸出实验室时，必须马上向实验室主管报告，同时实验室应保存这些事件或事故的书面报告。( )
83. 在较高风险等级生物技术实验室，每个实验室入口处应张贴表明危害的标记，包括注明生物危害的符号和防护水平等。( )
84. 在高风险等级生物技术实验室，每个进入防护实验室的人员都必须有防护实验室

特殊程序的完整的培训教程，并且有证据表明完全理解培训的内容，但培训书面报告和实验室主任及负责人签名不是必须的。（ ）

85．在高风险等级生物技术实验室脱下的防护服装应在拿出实验室清洗或处理之后再进行高压灭菌或化学消毒。（ ）

86．在高风险等级生物技术实验室地漏应有水封装置，并盛满杀虫剂液体。（ ）

87．高风险等级生物技术实验室的地面严禁有黏附性，必须保证光滑易清洁。（ ）

88．所有携带出高风险等级生物技术实验室的样品必须经过风淋或高温高压的处理，但诸如实验记录本、笔类文具等不需要。（ ）

89．在高风险等级生物技术实验室，当发生大量花粉飘散在空气中时，应根据实验阶段的风险评估的结果，确定工作人员离开实验室是否应淋浴。（ ）

90．固体有毒有害化学试剂一般应保存在（原）旧试剂瓶中，并注明是废弃试剂，暂存在试剂柜中。（ ）

91．液体有毒有害化学试剂的收集应统一购置塑料桶（分三类并印有标志），用以分别收集含卤素有机物、一般有机物、无机物废液。废液收集桶应随时盖紧，并放于实验室较阴凉的位置。（ ）

92．生物技术实验室收集的固体废物必须一律采用化学消毒剂浸泡进行消毒灭菌。（ ）

93．生物技术实验室废弃物中可重复利用的玻璃器材如玻片、吸管、玻瓶等可以用消毒液浸泡 2 ~ 6 h，然后清洗重新使用，或者废弃。（ ）

94．生物技术实验室废弃物中盛标本的玻璃、塑料、搪瓷容器可煮沸 15 min，或者用消毒液浸泡 2 ~ 6 h，消毒后用洗涤剂及流水刷洗、沥干，可再使用。（ ）

95．生物技术实验室废弃物中用于微生物培养的玻璃平皿，用高压蒸汽灭菌、清洗后可再使用。（ ）

96．实验使用的微波炉可以用于处理食品。（ ）

97．实验使用的冰箱可以存放食物和个人物品。（ ）

98．食品或个人物品可以暂时储存在实验室内，但严禁长期存放。（ ）

99．生物技术实验室必须有供所有人阅读的设备安全手册。（ ）

100．生物技术实验室地面上严禁有感染性废弃物，如污染棉球、棉签等。（ ）

三、名词解释

1．重组 DNA

2．合成生物学

3．基因编辑

4．基因工程

5．生物技术两用性

6．生物技术

7．生物技术实验室生物风险

8．生物控制

9．物理防护屏障

四、简答题

1．请简述生物技术两用性表现在哪些方面。
2．请简述生物技术实验室生物风险评估应考虑的因素。
3．请简述对遗传修饰生物体进行危险度评估时，应考虑供体和受体 / 宿主生物体哪些方面的特性。
4．请简述为了识别现有病原体性状改变的潜在危害，应考虑哪些因素。
5．请简述重组 DNA 实验的潜在危害主要表现在哪些方面。
6．请简述实验生物逸出实验室引起社会性污染的主要途径。
7．请简述在进行生物技术实验时，实验室人员和环境面临的主要危险因素。
8．请简述在生物技术实验室，尤其是有生物危害物质的实验室应重点关注哪些防护策略。
9．请简述转基因植物实验室应设置的特殊物理防护屏障。
10．请简述转基因动物实验室应设置的特殊物理防护屏障。
11．请简述转基因微生物实验室应重点考虑的特殊物理防护屏障。
12．请分别简述用环氧乙烷气体灭菌时的长期法和快速法。
13．请简述如何除去器皿上痕量的 DEPC。
14．请简述如何清洗用于 RNA 电泳的电泳槽。
15．请简述实验室内使用紫外线的常用用途。
16．请简述较高风险等级生物技术实验室（不涉及感染性物质）的操作规范。
17．请简述高风险等级生物技术实验室（不涉及感染性物质）的操作规范。
18．请简述实验室废气、固体废物、废液“三废”的处理方式。
19．请简述实验室安全检查包括哪些方面。

第十三章参考答案

一、单选题

1．B　2．A　3．D　4．C　5．A　6．B　7．D　8．C　9．A　10．B　11．C
12．C　13．B　14．B　15．B　16．A　17．A　18．A　19．D　20．C　21．B
22．D　23．D　24．C　25．A　26．D　27．D　28．B　29．C　30．B　31．A
32．B　33．D

二、判断题

1．√　2．×　3．×　4．√　5．√　6．×　7．×　8．√　9．×　10．√
11．√　12．√　13．√　14．×　15．×　16．√　17．×　18．×　19．√
20．√　21．×　22．√　23．√　24．×　25．×　26．√　27．×　28．×
29．√　30．√　31．×　32．√　33．√　34．√　35．×　36．√　37．×
38．×　39．√　40．√　41．√　42．×　43．×　44．√　45．√　46．√
47．√　48．×　49．×　50．√　51．×　52．√　53．×　54．×　55．×

56．√ 57．√ 58．× 59．× 60．√ 61．√ 62．√ 63．× 64．×
65．√ 66．√ 67．√ 68．× 69．× 70．√ 71．√ 72．√ 73．×
74．√ 75．√ 76．× 77．× 78．√ 79．√ 80．× 81．√ 82．√
83．√ 84．× 85．× 86．√ 87．× 88．× 89．√ 90．√ 91．√
92．× 93．√ 94．√ 95．√ 96．× 97．× 98．× 99．√ 100．√

三、名词解释

1．重组 DNA：又称基因工程，是以分子遗传学为理论基础，以分子生物学和微生物学现代方法为手段，将不同来源的基因按预先设计的蓝图，在体外构建杂种 DNA 分子，然后导入活细胞，以改变生物原有的遗传特性，获得新品种，生产新产品。

2．合成生物学：是指新的人工生物路径、有机体或装置的设计和构建，或者对自然生物系统进行重新设计。

3．基因编辑：指能够让人类对目标基因进行“编辑”，实现对特定 DNA 片段的敲除、加入和替换等，从而在基因组水平上对遗传信息进行精准的编辑。该技术提供了可“人工设计”的高效、精准改造生物体遗传信息的工具。

4．基因工程：是把来自不同生物的基因同有自主复制能力的载体 DNA 在体外人工连接，构成新的重组的 DNA，然后送到受体生物中去表达，从而产生遗传物质的转移和重新组合。

5．生物技术两用性：指一种生物技术在生命科学领域中既可用于有益目的、也容易被误用或谬用造成生物危害的特性。

6．生物技术：指以现代生命科学理论为基础，利用生物体及其细胞的、亚细胞的和分子的组成部分，结合工程学、信息学等手段开展研究及制造产品，或改造动物、植物、微生物等，并使其具有所期望的品质、特性，从而为社会提供商品和服务的综合性技术体系。

7．生物技术实验室生物风险：指人为非故意用生物技术获得具有高致病性、高传染性、特定生物靶向性和环境抵抗性等一种或多种特性的改构微生物可能造成对实验室人员和社会人群、环境的风险。

8．生物控制：是防范基因工程实验安全的一个重要的策略，根据具有潜在生物危害的重组 DNA 有机体的特殊性质，从生物学角度建立一种特殊的安全防护方法，即利用一些经过基因改造的有机体作为宿主—载体系统，使它们除了在特定的人工条件下以外，在实验室外部几乎没有生存、增殖和逃逸的可能性。这样，即使这类重组体不慎泄漏出物理防护屏障的设备及设施，也不可能在实验室外环境中继续存活和繁殖，从而达到控制的目的。

9．物理防护屏障：是物理隔离控制生物危害材料暴露和扩散的有效方法，通过封闭设备、安全设备和设施构建而成，根据它们的地位和作用，物理防护屏障分为一级防护屏障与二级防护屏障。

四、简答题

1．生物技术两用性表现在两个方面：一方面是生物技术的非故意误用或非故意谬用，也就是科研人员在利用生物技术开展实验研究时所造成的一种意外生物危害事件或事故；另一种是生物技术的恶意使用或恶意谬用，即利用生物技术可能产生给人类健康和社会发展带来巨大威胁的新危险病原体，这些病原体有可能被用于发展生物武器和生物恐怖活动。

2．生物技术实验室生物风险评估应考虑设计的病原体直接相关的因素（例如：传播途径、传染性剂量、环境稳定性、宿主范围、严重程度、潜在疾病、治疗），以类似的方式评估生物技术的潜在风险，但重要的是也要考虑到遗传修饰本身可以起到增加或减少病原体有关的风险的作用。

3．对遗传修饰生物体进行危险度评估时，应考虑供体和受体 / 宿主生物体的特性包括以下 3 个方面：

（1）插入基因（供体生物）所直接引起的危害。

（2）与受体 / 宿主有关的危害。

（3）现有病原体性状改变引起的危害。

4．为了识别现有病原体性状改变的潜在危害，应至少考虑下列 7 点：

（1）感染性或致病性是否增高。

（2）受体的任何失能性突变是否可以因插入外源基因而克服。

（3）外源基因是否可以编码其他生物体的致病决定簇。

（4）如果外源 DNA 确实含有致病决定簇，那么是否可以预知该基因能否造成遗传修饰生物体（GMO）的致病性。

（5）是否可以得到治疗。

（6）GMO 对于抗生素或其他治疗形式的敏感性是否会受遗传修饰结果的影响。

（7）是否可以完全清除 GMO 等。

5．重组 DNA 实验的潜在危害主要表现在两个方面：

（1）感染操作者造成的实验室性感染。

（2）带有重组 DNA 的载体或受体的动物、植物、细菌及病毒逃逸出实验室造成社会性污染。

6．实验生物逸出实验室引起社会性污染的主要途径有：

（1）实验微生物通过空气进入外界环境。

（2）实验微生物借助空气和食物进入操作者体内和体表，再带入外界环境中。

（3）昆虫和啮齿类动物侵入实验室，污染实验微生物后进入外界环境。

（4）实验的废物和污物未处理彻底而污染环境。

（5）实验设计及管理不完善造成实验生物在环境中扩散（如转基因植物通过花粉在自然界中扩散，转基因动物逃逸出实验室并与野生物种交配，以及火灾、泄漏和其他意外事故等造成的逃逸）。

7．在进行生物技术实验时，实验室人员和环境面临的危险因素主要有：

（1）病原微生物危害。

（2）重组 DNA 和遗传修饰生物（GMO）的危害。

（3）合成活性生物体。

（4）化学试剂危害，包括有毒化学品，易燃、易爆化学品，不相容化学品等。

(5) 辐射危害，包括电离辐射和非电离辐射。

(6) 实验仪器设备的危害，包括高压电器的火灾事故和触电事故等。

(7) 实验动物的危害。

8．在生物技术实验室中，尤其是有生物危害物质的实验室应重点关注下面4个方面的防护策略：

(1) 通过技术设计防止生物技术重组体在非受控环境中存活繁殖。

(2) 尽量防止操作人员在污染环境中直接暴露或接触危害物质。

(3) 设法封闭生物危害材料产生的根源，以防止其向操作的环境释放。

(4) 采取措施消除或减少危害材料向外界环境意外释放所造成的后果。

9．转基因植物实验室应有防止转基因植物花粉逃逸的6个物理防护屏障：

(1) 实验室应有负压梯度、向内定向气流的防护屏障设计。

(2) 实验室空气排出系统中应有空气净化装置的防护屏障设计。

(3) 实验室地面应有黏附花粉的黏附层的防护屏障设计。

(4) 应有人员体表除花粉的风淋防护屏障设计。

(5) 应有物品或仪器设备表面除花粉的风淋防护屏障设计。

(6) 应有防传播花粉媒介生物的防护屏障设计。

10．转基因动物实验室应有防止转基因动物逃逸的物理防护屏障：

(1) 应有防止虫卵、鱼卵逃逸出实验室的防护屏障设计。

(2) 有防止动物逃逸的防护屏障设计。

11．转基因微生物实验室应设置的特殊物理防护屏障应重点考虑：

(1) 设施设计时应有防微生物逃逸出实验室的防护屏障设计。

(2) 应有防止转基因微生物产品被污染的防护屏障设计。

12．环氧乙烷气体用于衣物、外科器械，以及不耐热的器件、仪器或精密器材等的灭菌时，长期处理方法是用200 mg/L低浓度、温度不低于20℃、停留时间18 h；快速处理方法是用800 ~ 1000 mg/L的高浓度、温度55 ~ 60℃、停留时间3 ~ 4 h。

13．用0.1%DEPC水溶液浸泡用于制备RNA的烧杯、试管和其他用品，灌满DEPC的玻璃或塑料器皿在37℃放置2 h，然后用灭菌水淋洗数次，并于100℃干烤15 min，在高压下蒸汽灭菌15 min，可以除去器皿上痕量的DEPC。

14．用于RNA电泳的电泳槽应用去污剂洗干净，再用水冲洗，用乙醇干燥，然后灌满3%的水溶液，于室温放置10 min，然后用0.1%DEPC处理过的水彻底冲洗电泳槽。

15．实验室内使用紫外线的常用用途为：

(1) 灭菌紫外线：可用来杀死工作台面或空气中的微生物，包括生物安全橱、超净工作台、组织培养和细菌学实验室。

(2) 检测DNA：琼脂糖凝胶或聚丙烯酰胺凝胶中的DNA片段经溴乙啶染色后可用3种透射光线（200 ~ 280 nm、280 ~ 315 nm、315 ~ 400 nm）进行检测，一般少量经溴乙啶染色的DNA用302 nm的透射光线很容易检测到，且不损伤DNA。

16．较高风险等级生物技术实验室（不涉及感染性物质）的操作规范：

(1) 实验室负责人应制定生物安全管理办法和防护操作的程序。

(2) 仅限于实验室人员、动物管理员、后勤保障人员和其他授权的工作人员进入实验室。

(3) 所有在防护实验室工作的人员必须进行项目操作流程方面的培训。受训人员必须有经过培训的工作人员指导和监督；参观者、后勤保障人员和其他人员必须经过培训，或者接受与他们在防护区活动相关的有经验的人员的指导和监督。

(4) 每个实验室入口处应张贴表明危害的标记（注明生物危害的符号、防护水平等），列出实验室负责人和其他责任人的联系方式。

(5) 利用可避免转基因生物泄露的良好的生物技术实验室进行操作。

(6) 在有可能产生气溶胶以及涉及高浓度的或大体积的有害生物物质的程序时，必须使用生物安全柜。

(7) 必须制定关于如何处理溢出物、生物安全柜防护失败、火灾、动物逃逸，以及其他紧急事故的书面操作程序，并予以遵守执行。

17．高风险等级生物技术实验室（不涉及感染性物质）除了按照标准操作规范、较高风险等级生物技术实验室的操作规范要求外，还应满足以下的操作规范的要求：

(1) 每个进入防护实验室的人员都必须有防护实验室特殊程序的完整的培训教程，并且有证据表明完全理解培训的内容；培训要有书面报告和实验室主任及负责人的签名。

(2) 应制定实验室操作的特殊程序，每个工作人员必须阅读，必须书面保证已经理解程序内容，包括人员、动物、设备、样品和废品的进出程序。

(3) 实验室的人员通道应是受控的或经授权的。

(4) 实验室入口处应有相邻区域压差显示（如确定压力控制系统正确的数值显示），保证气流的正确流向，并设有压差异常报警设置（声光电等形式）。

(5) 进入防护实验室的人员必须脱掉日常服装和首饰，换上专用的个人防护装备，在离开实验室之前，应以最大限度减少皮肤被防护服污染的方式脱掉防护装备。脱下的防护服装在拿出实验室清洗或处理之前，应进行高压灭菌或化学消毒。

(6) 转基因材料或产物应保存在实验室内，有专人保管。

(7) 实验室地面应有黏附性，黏附脱落或逃出实验容器的花粉、媒介生物、虫卵等，以防被人带出实验室。

(8) 地漏应有水封装置，并盛满杀虫剂液体。

(9) 所有携带出实验室的物品应经过风淋或高温高压的处理。

(10) 当发生大量花粉飘散在空气中时，应根据实验阶段的风险评估的结果，确定工作人员离开实验室是否应淋浴，出去可能落在身上的花粉。

(11) 对来自实验室对热敏感的材料或仪器设备，必须在封闭的屏障内利用甲醛熏蒸、气化过氧化氢，或其他的有效方法进行无害化处理。

(12) 排出实验室的空气应经过高效粒子过滤器的净化处理后，才能排出实验室。

18．实验室废气、固体废物、废液“三废”的处理方式为：

(1)废气：必须经过减害处理达到并符合大气污染排放标准后才能排放到空气中；

(2)废液：严格按照单位废液收储规定贮存在阴凉、通风、僻静、相对固定的地方暂存，报请主管部门处置。

(3)固体废物：①生物类废物应根据其病原特性、物理特性选择合适的容器和地点，专人分类收集进行消毒处理，日产日清。收集后的固体废物优选高压蒸汽灭菌进行灭菌处置，不能用高压蒸汽灭菌的采用化学消毒剂浸泡消毒灭菌。满足消毒要求后按照规定做最终处置。②化学固体废物应严格按照单位固废收储规定贮存在阴凉、通风、僻静、相对固定的地方暂存，报请主管部门处置。

19．实验室安全检查包括：

(1)人员管理检查。

(2)设备检查。

(3)个人防护用品检查。

(4)实验操作检查。

(5)废弃物处理检查。

(6)应急处理检查。

(7)记录检查。

第十四章　医学与医学生物学人体解剖学实验室安全

一、单选题

1．人体解剖学实验室的安全范畴既包括一般实验室都涉及的建筑设施安全、环境安全、实验室仪器设备安全、实验过程安全、实验用试剂安全、实验废弃物的无害化处理、安全用电、防火、防盗、防止人身伤害以及其他各种伤害，又包括（　）这种特有的因素。

A．微生物安全　　B．动物安全

C．尸体标本安全　　D．生物技术安全

2．人体解剖学实验室是实验教学活动的场所，其实验人员中主要是（　）的学生，这与科研为主的专业实验室的特点有所不同。

A．非专业、固定　　B．非专业、流动

C．专业、固定　　D．专业、流动

3．根据人体解剖学的学科范畴和任务，人体解剖学实验室应为生物安全实验室等级中的（　），所涉及的处理对象对人体、动、植物或环境具有中等危害或具有潜在危险的致病因子。

A．Ⅰ级　　B．Ⅱ级　　C．Ⅲ级　　D．Ⅳ级

4．人体解剖学实验室与其他用房共用建筑物时应自成一区，宜设在其（　），与建筑物其他部分可相通，但应设可自动关闭的门。

A．一端或一侧　　B．中心区域　　C．上层区域　　D．地下区域

5．人体解剖学教学实验室允许噪声级不宜大于（　）dB，研究工作室允许噪声级不应大于（　）dB。因此，产生噪声的公用设施等用房不宜与实验室、办公室贴邻，否则应采取隔声及消声措施。

A．35，30　　B．45，40　　C．55，50　　D．65，60

6．人体解剖学实验室中产生振动的公用设施等用房不宜与实验室、办公室贴邻，且宜设在（　），其设备基础等应采取隔振措施。

A．顶层　　B．次顶层

C．中间楼层　　D．底层或地下室

7．人体解剖学实验室中每个解剖台间的距离不应小于（　）m，以方便通行，如一侧墙或两侧墙靠近外墙部位开设通向其他空间（如准备间、标本制作室）的门时，相应的净距应增加 0.10 m。

A．0.50　B．1.00　C．1.20　D．2.00

8．人体解剖学实验室单纯利用自然通风不能满足卫生要求，应设置机械通风系统，并采用（　）的模式，使空气不形成涡流，将室内有毒有害气体的浓度降低到可接受范围。

A．上送下排　B．下送上排　C．外送内排　D．内送外排

9．人体解剖学实验室空气甲醛含量≤（　）mg/m^3，如果在空气净化过程中使用了臭氧或生成臭氧，则室内臭氧含量还应保证≤（　）mg/m^3。

A．0.10，0.10　B．0.10，0.16　C．0.20，0.16　D．0.20，0.20

10．我国GB16297—1996《大气污染物综合排放标准》规定甲醛的最高排放浓度为（　）mg/m^3，且根据不同排气筒高度及不同的污染源分级具有不同的最高排放速度。

A．15　B．20　C．25　D．50

11．人体解剖学实验室排风机房应有通风措施，通风量不应少于（　）一次换气。

A．每30分钟　B．每小时　C．每12小时　D．每天

12．我国GB8978—1996《污水综合排放标准》中规定，1998年之后建设的单位，排入设置二级污水处理厂的城镇排水系统的污水，执行三级标准，即甲醛含量不超过（　）mg/L。

A．5　B．10　C．20　D．30

13．人体解剖学实验室尸体贮存库一般应建于人体解剖楼的（　）。

A．顶层　B．次顶层

C．中间楼层　D．地下一层或一层

14．解剖示教过程中，可能会有甲醛或者含有甲醛的组织块迸溅进眼睛里，所以每个解剖实验室应配备应急眼睛冲洗器，且当应急眼睛冲洗器水头大于（　）MPa时，应采取减压措施。

A．0.5　B．0.6　C．0.8　D．1.0

15．消毒处理过程至少让消毒剂停留在尸体表面（　）分钟以上，在施行防腐术处理前，不必清洗除去消毒剂。

A．15　B．25　C．35　D．45

16．尸体灌注固定防腐液的过程，需要加压，现在多采用的方法不包括（　）。

A．直接注射法　B．吊桶灌注法　C．加压泵灌注法　D．腹腔灌注法

17．尸体固定防腐剂最常用的是甲醛，为无色透明液体，其（　）的水溶液，通常被称为福尔马林。

A．15%～20%　B．25%～30%　C．35%～40%　D．45%～50%

18．尸体固定防腐一般使用（　）的甲醛溶液，即（　）的福尔马林。

A．5%，2%　B．10%，4%　C．20%，8%　D．30%，12%

19．尸体固定防腐时防腐剂使用剂量一般为尸体体重的（　）左右。

A．10%　B．20%　C．30%　D．40%

20．尸体卫生处理完毕后，用（　）水溶液对衣物、器械浸泡30 min，用（　）水溶液对器械浸泡30 min。

A．1% ~ 5% 甲酚皂溶液，0.2% ~ 0.4% 过氧乙酸
B．1% ~ 5% 过氧乙酸，0.2% ~ 0.4% 甲酚皂溶液
C．1% ~ 5% 甲酚皂溶液，0.2% ~ 0.4% 来苏儿
D．1% ~ 5% 来苏儿，0.2% ~ 0.4% 苯扎溴铵（新洁尔灭）

21．尸体卫生处理完毕后，用（ ）水溶液浸泡手 3 ~ 5 min。
A．0.05% ~ 0.1% 苯扎溴铵（新洁尔灭） B．1% ~ 5% 甲酚皂溶液
C．0.2% ~ 0.4% 过氧乙酸 D．75% 酒精

22．一般尸体标本浸泡保存（ ）以上再使用效果最佳。
A．半年 B．一年 C．两年 D．三年

23．尸体入池后，每（ ）要检查一次，观察是否有霉菌生长，以便及时处理和调整保存液的浓度。
A．半年 B．一年 C．两年 D．三年

24．新鲜尸体进入实验室后，其消毒从外到内至少要设有（ ）道消毒关卡。
A．1 B．2 C．3 D．4

25．新鲜尸体进入实验室后，第 1 道消毒关卡设在（ ）。
A．实验室的大门 B．尸体消毒处理间
C．尸体灌注处理间 D．尸体保存间

26．新鲜尸体进入实验室后，第 2 道消毒关卡设在（ ）。
A．实验室的大门 B．尸体消毒处理间
C．尸体灌注处理间 D．尸体保存间

27．新鲜尸体进入实验室后，第 3 道消毒关卡设在（ ）。
A．实验室的大门 B．尸体消毒处理间
C．尸体灌注处理间 D．尸体保存间

28．人体解剖实验室盛装液体废物的容器内需留足够空间，容器顶部与液体表面之间保留（ ）mm 以上的空间。
A．40 B．50 C．100 D．150

29．危险废物标签一般是黑色字体，（ ）底色。
A．橙色 B．红色 C．白色 D．蓝色

30．液体危险废物可注入开口直径不超过（ ）mm 并有放气孔的桶中。
A．30 B．50 C．60 D．70

31．人体解剖学教学标本包括骨骼干性标本、（ ）、瓶装标本和模型标本 4 类。
A．塑化标本 B．桶装标本 C．展示标本 D．示廓标本

32．为防止处理和解剖尸体材料的器械生锈，可用涂有（ ）的纱布擦拭。
A．福尔马林 B．凡士林 C．甲醛 D．戊二醛

二、判断题

1．人体解剖学实验室宜设置在公共场所区域内或周边。（ ）

2．解剖实验室一般应设置在一楼的位置，以方便运输、使用大体标本、清理标本残渣等。（ ）

3．解剖实验室一般需设置采暖及空气调节系统，同时应尽量增加外窗面积。（ ）
4．人体解剖学实验室设在楼层或顶层的空调机房、排风机房等，其设备基础等应采取隔振措施。（ ）
5．人体解剖学实验室室内空气应无毒、无害、无异常嗅味。（ ）
6．人体解剖实验室内应设置有组织的自然进风，进风量应能补偿室内排风量。可根据设计要求安装空气净化过滤器。（ ）
7．人体解剖实验室排风系统的排风装置、风管、阀门、附件和风机等的材质可以不防甲醛腐蚀，但必须防酸、碱腐蚀。（ ）
8．为保证人体解剖教室保持低噪声，宜在排风机吸入侧的管段上设置消声装置，排风机上设减振装置，排风系统宜设防倒灌装置。（ ）
9．人体解剖实验室的污水不需进行处理即可直接排入城市污水管网。（ ）
10．人体解剖实验室尸库中的标本需要冷冻或冷藏保存，因此，宜配备直流间断电源系统供电。（ ）
11．人体解剖实验室会产生潮湿、有腐蚀性气体，应选用具有相应防护性能的配电设备。（ ）
12．人体解剖实验室由于可能会接触到腐蚀性的气体，应选用具有相应防护性能的灯具，可选配手术无影灯。（ ）
13．人体解剖实验室尸库的大门必须建有消毒带，使进出的车辆和人员能够达到接触性消毒效果。（ ）
14．人体解剖实验室各单元应建设有净道（硬化设施）和排污道（封闭式），净道通过后门与外面连接，排污道通过生产区与外面连接。（ ）
15．人体解剖实验室尸体库的尸体消毒处理间和灌注处理间两个单元应安装一定量的紫外线灯管供消毒用，其他单元不做特殊要求。（ ）
16．人体解剖实验室优选低温解剖台，可让标本持续保存在4℃以下，使标本始终处于冷藏状态，此时可大大降低标本示教或局部解剖操作时甲醛的挥发，明显降低室内的甲醛浓度。（ ）
17．人体解剖实验室最好采用卤素灯泡，因为其寿命比LED手术无影灯长。（ ）
18．无影灯应定期清洁，清洁时可用软布或海绵、湿布、硬毛刷或洗洁精。（ ）
19．无影灯前面罩玻璃表面经常用医用纱布清除尘埃，以提高光照度。（ ）
20．无影灯聚光手柄外套一般用酒精、乙醚等消毒或者使用≤134℃ ±4℃高温灭菌消毒。（ ）
21．在不影响使用的前提下，无影灯体可以悬挂设备以外的其他物品。（ ）
22．如遇无影灯无法正常使用的情况，现场的助教或学生可立即打开灯头外壳、拆卸或更换滤光器，尽快维修以保障使用。（ ）
23．当无影灯单个灯头达到手术照明亮度，应尽量避免两个灯头重叠。（ ）
24．解剖实验室的水龙头宜采用脚踏开关、肘式开关或光电开关。（ ）
25．目前国内医学用遗体来源渠道多，死因有时不清楚，因此，遗体需要经过充分的消毒和固定，方可用于人体解剖学教学与科学研究。（ ）
26．人体解剖学实验室教学与科学研究用尸体消毒对致病菌不做要求，但必须符合

《中华人民共和国消毒与灭菌效果的评价方法与标准》(GB 15981—1995) 中规定的消毒评价标准。(　)

27. 尸体防腐处理时，防腐液全身使用会造成污染，应采取局部使用的方式。(　)
28. 经包装的尸体应密闭，无腐败液体渗出，无臭味散出。(　)
29. 尸体灌注后，在入池或放入尸体箱前，应在尸体的腕部或踝部固定一个标志牌，便于日后查找。(　)
30. 尸体固定防腐以全身灌注固定防腐为主，局部注射防腐为辅。(　)
31. 尸体固定防腐灌注部位选择的原则为尽量不影响外观又方便解剖操作，其中，腋静脉位置较浅，管径较大，最为方便。(　)
32. 尸体全身灌注由于采用的是逆向式循环，这是一种非正常生理性循环，常易导致局部防腐液充盈不足，因此还需要配合局部注射。(　)
33. 尸体防腐固定时，局部注射的效果要优于血管灌注的效果。(　)
34. 成人尸体防腐灌注到饱和状态时，可出现掌心饱满、腹部膨隆、口腔、鼻腔出现大量泡沫。(　)
35. 离体脏器和肢体以局部注射完毕和大血管注射出现较大的阻力来判断是否达到了灌注饱和状态。(　)
36. 尸体灌注结束后，对尸体防腐点切口进行缝合即可保存，不需要再进行体表消毒等重复操作。(　)
37. 尸体经防腐固定后，需要先编号，再进行妥善保存。(　)
38. 在解剖学实验室，从尸体上脱下的衣物以及包装物，凡不能消毒后重复使用的，应烧毁处理。(　)
39. 尸体标本入池后应严密封存，中途不得打开检查，更不能增减保存液用量、调整保存液浓度、变化尸库温度等。(　)
40. 在使用尸体标本时，应将标本面部用纱布遮住，以保护死者隐私。(　)
41. 尸体标本可放在尸袋中，再置于常温解剖台上，使用后要用干燥纱布盖住标本暂存。(　)
42. 因低温可以减少甲醛的挥发，所以在使用具有冷藏功能的解剖台进行相关操作时，不需要将尸体标本置于尸袋，可直接放入冷藏解剖台中。(　)
43. 尸体的消毒防腐处理，主要是针对新鲜尸体进行。(　)
44. 尸体库应固定使用一种消毒剂，不能将两种或两种以上消毒药物混合使用，更不能短期随意更换。(　)
45. 人体解剖学实验室会大量接触甲醛，长期接触甲醛的人群可引发多系统、多脏器的损害，而且随着接触甲醛时间的延长，非特异性肿瘤发生率呈升高趋势，因此，实验人员的安全需要特别注意。(　)
46. 进入人体解剖学实验室的人员必须穿着实验服，不能穿着裸露皮肤太多的衣服进入实验室，需穿覆盖脚趾的鞋。(　)
47. 在实验室如果有组织液或化学试剂溅入眼中，要第一时间到洗眼器或水龙头处冲洗，并根据情况就医。(　)
48. 在实验室转移锐利工具时，应置于小托盘中，使用锐利工具，应使锋利部分朝

下，并且不能朝向任何人。（ ）

49．戴实验手套时不能触摸门把手、个人物品，可以触摸手机、办公电话。（ ）

50．清洗并擦干所有解剖用器械后要将它们统一放置在一起，如将手术刀、手术刀片、镊子要统一放回手术工具盒内。（ ）

51．如工作环境已经满足实验设备的使用要求、配套设施暂未满足，但实验急需时，可以先使用仪器设备进行相关实验。（ ）

52．实验室仪器设备使用前，专业操作人员均应进行相应的培训考核，包括仔细阅读使用说明书，了解仪器设备的结构、工作原理、工作程序等，但其中，设备是否存在不安全因素及采取哪些措施不在培训考核的范畴。（ ）

53．目前国内医学用尸体虽然主要来源于捐赠，但有些尸体死因不明，因此对于新鲜尸体应充分消毒，杀灭病原微生物，以保障技术人员及师生的健康安全。（ ）

54．人体解剖学实验室会存放瓶装标本或大体标本，还会使用到甲醛等有腐蚀性、有毒的化学试剂，因此需要在防止标本丢失、有毒试剂的非正常使用及实验人员人身意外发生等方面进行重点管控。（ ）

55．废弃的人体标本组织可以拿到实验室外。（ ）

56．隔壁学校人体解剖实验室因装修需将甲醛等标本防腐剂转移至别处，在这种情况下，经实验员同意，我校实验室可为其提供这些化学品的储存服务。（ ）

57．甲醛、乙醇等的装运、存放、使用和保管等各个环节，要严格落实“五双”制度，即“双人领取、双人装运、双人使用、双人保管和双锁”为核心的安全管理制度和各项安全措施，避免使用不当造成的人员和环境危害。（ ）

58．只要不随便触摸实验室内物品，实验教学科研无关人员可以自由进入人体解剖学实验室。（ ）

59．为了宣传大体标本，鼓励在人体解剖实验室中拍照或录像。（ ）

60．大体标本及器官仅限于医学院校和相关科研单位在教学和科研时使用。（ ）

61．禁止利用大体标本或器官进行非法的教学活动，或非法加工、制作、贩卖大体标本或器官、骨骼。（ ）

62．大体标本使用完成后，可以利用标本进行适度的商业性活动，以对人体解剖学进行宣传。（ ）

63．列入《危险化学品目录》的化学品使用时属于危险化学品，使用完、废弃后的处理等同于其他一般化学品的处理。（ ）

64．因危险废物标签易脱落，所以盛装危险废物的容器上适宜用记号笔做标记，而不推荐贴标签。（ ）

65．盛装危险废物的容器材质和里衬要与危险废物相容，不能相互反应。（ ）

66．必须定期对所贮存的危险废物包装容器及贮存设施进行检查，发现破损，应及时采取措施清理更换。（ ）

67．为了避免引起恐慌，危险废物贮存设施不得设置警示标志。（ ）

68．危险废物贮存设施内清理出来的泄漏物应按其危险程度分类处理，不能一概而论、不加区分地一律按危险废物处理。（ ）

69．人体解剖学实验室的生物残体进行处理时，应使用专用袋收集，置于低温或者防

腐条件下贮存，之后集中交由殡仪馆焚烧处理。(　)

70．损伤性废物，如针头、刀片等尖锐易制伤、划伤的废弃物应装入大小合适的利器盒中，然后将利器盒整体置入垃圾桶中作为废物处置的方式。(　)

71．用于灌注铸型标本的针头、剪、镊、止血钳及玻璃插管等器械，每次使用后，应置入水下冲洗，严禁使用填充剂的稀释液进行浸泡和洗刷。(　)

72．实验室安全与健康管理的基本原则是“以人为本，生命至上”，所以，生命高于实验，不能因为实验而把生命健康放在一边。(　)

三、简答题

1．请简述人体解剖学实验室安全准入体系应包括的内容。

2．请简述人体解剖学实验室的组成部分。

3．请简述尸体标本的消毒程序。

4．请简述尸体登记的主要内容。

5．请简述甲醛用于标本防腐保存的优缺点。

6．请简述固定 / 新鲜尸体冷冻保存法及其优缺点。

7．请简述尸体室温浸泡保存法及其优点。

8．请简述在尸体防腐工作完成后，如何对环境、器械及工作人员进行消毒。

9．请简述新鲜尸体进入实验室后，从外到内要设有的消毒关卡。

10．请简述人体解剖学实验室安全管理员的职责。

11．请简述人体解剖学实验室标本的治安如何进行安全管控。

12．请简述危险废物产生者和贮存者对危险废物情况记录的内容及保存期限。

13．请简述针对人体解剖实验室甲醛、苯酚等防腐剂带来的化学风险可采取哪些风险降低方案。

14．何为全身灌注固定防腐?

第十四章参考答案

一、单选题

1．C　2．B　3．B　4．A　5．C　6．D　7．C　8．A　9．B　10．C　11．B
12．A　13．D　14．D　15．C　16．D　17．C　18．B　19．B　20．A　21．A
22．B　23．A　24．C　25．A　26．B　27．C　28．C　29．A　30．D　31．A
32．B

二、判断题

1．×　2．√　3．×　4．√　5．√　6．√　7．×　8．√　9．×　10．×
11．√　12．√　13．√　14．×　15．×　16．√　17．×　18．×　19．√
20．√　21．×　22．×　23．√　24．√　25．√　26．×　27．×　28．√
29．√　30．√　31．×　32．√　33．×　34．√　35．√　36．×　37．√
38．√　39．×　40．√　41．×　42．×　43．√　44．×　45．√　46．√

47. √ 48. √ 49. × 50. × 51. × 52. × 53. √ 54. √ 55. ×
56. × 57. √ 58. × 59. × 60. √ 61. √ 62. × 63. × 64. ×
65. √ 66. √ 67. × 68. × 69. √ 70. × 71. × 72. √

三、简答题

1. 人体解剖学实验室安全准入体系应包括安全管理制度的完善、安全实验环境的构建、物品的安全准入、捐献尸体和器官的安全准入、实验室人员安全意识、安全知识和安全技能的培训。
2. 人体解剖学实验室由三大部分组成，包括：尸体储存库、教学与科研实验室、人体标本陈列室。
3. 尸体标本的消毒程序包括：
   (1) 尸体登记。
   (2) 尸体消毒及防腐，具体分为：①尸体体表处理及消毒；②排血；③定形；④固定防腐；⑤尸体的保存；⑥废弃物及工作人员环境器械消毒。
4. 尸体登记的主要内容包括编号（应与尸体所系标牌编号相符）、身高、性别、年龄、死因、体表特征、防腐灌注时间和防腐剂的配方、放入哪个尸池内。
5. 甲醛会与蛋白发生不可逆变性或凝固，用于标本防腐保存的优点是易溶于水、渗透力较强、组织的收缩力低、固定尸体的颜色较好，价格较廉，防腐杀菌力很强，是目前主要的防腐固定剂；其缺点是会使组织变硬，因而弹性较差，在制作标本时组织易被拉断。此外，它还具有强烈的黏膜刺激性和确定的致癌性，在使用过程中易挥发，需要定期补充，才能保证有效浓度。
6. 固定 / 新鲜尸体冷冻保存法：
   (1) 固定尸体冷冻保存法是将固定后的标本置于尸体袋中，置于 −10℃ ～ −4℃的环境下冷冻保存。此法具有保持胸腹腔脏器位置变化较小的优点，可随时制作断面标本、铸型标本和透明标本，缺点是能耗大、设备造价高。
   (2) 新鲜尸体冷冻保存法是直接将新鲜尸体冷冻保存，不进行任何灌注防腐处理，自然解冻后使用。此法不使用任何化学试剂，最接近新鲜标本，但缺点是只能短期使用，标本很快就会腐败；同时，还可能存在生物安全方面的隐患。
7. 尸体室温浸泡保存法是将灌注固定后的尸体，浸泡于盛有防腐液的尸体槽或尸池中加盖，室温保存。与冷冰保存相比，浸泡保存标本的方法设施简单、维护容易，在浸泡过程中，标本还可以持续固定，隔绝空气，存放时间更长。
8. 在尸体防腐工作完成后，应对环境、器械及工作人员进行消毒：
   (1) 环境：尸体卫生处理完毕后，用 1% 的过氧乙酸或其他消毒剂对工作场所喷雾消毒。
   (2) 器械消毒：用 1% ～ 5% 甲酚皂溶液（来苏儿）水溶液对衣物、器械浸泡 30 min；用 0.2% ～ 0.4% 过氧乙酸水溶液对器械浸泡 30 min。
   (3) 工作人员的消毒：可使用 0.05% ～ 0.1% 苯扎溴铵（新洁尔灭）水溶液浸泡手 3 ～ 5 min。
9. 新鲜尸体进入实验室后，其消毒从外到内至少要设有 3 道消毒关卡：

（1）第 1 道关卡在实验室的大门设置消毒池和消毒走廊，供进出车辆、人员消毒用，消毒池的长度为最大车轮周长两倍以上，消毒走廊附近应安装喷雾消毒装置。

（2）第 2 道关卡设在尸体消毒处理间，其消毒设施大致与第 1 道关卡相似。

（3）第 3 道关卡设在尸体灌注处理间，设消毒池并配喷雾消毒器械，上述 3 道关卡都必须制定并严格执行相应的消毒规程。

10．实验室安全管理员的职责包括：

（1）实验室的环境安全检查，重点检查实验室的废水、生物残体的处理是否符合规定。

（2）实验室危险化学品的检查，特别是甲醛、苯酚等防腐药剂的贮存和使用需要遵照危险化学品的管理规定进行管理。

（3）实验室仪器设备的检查，确保设备设施处于完善可用状态，发现可能存在安全隐患的问题时应先停用，再进行维修，禁止设备带病运行。

（4）损伤性废弃物，如针头、解剖刀等尖锐易制伤、划伤的废弃物，应使用合适的包装物存放运输，以免割伤师生或垃圾清运人员。

11．人体解剖学实验室标本的治安安全管控包括：

（1）凡是可能接触到尸体标本、瓶装标本的尸库或实验室均应设置门禁系统，闲杂人员谢绝入内。

（2）尸库内标本应严格执行出入库登记，不能随意取材。

（3）任何解剖材料或废弃的人体组织均不能被拿到实验室外，以免有害物质扩散及造成不必要的恐慌。

12．危险废物产生者和贮存者均须做好危险废物情况的记录，记录上须注明危险废物的名称、来源、数量、特性和包装容器的类别、入库日期、存放库位、废物出库日期及接收单位名称。危险废物的记录和货单在危险废物回收后应继续保留 3 年。

13．针对人体解剖实验室甲醛、苯酚等防腐剂带来的化学风险可采取如下措施降低风险：使用低温解剖台，减少甲醛挥发；进行实验室通风改造，降低室内甲醛浓度；减少甲醛的使用，有条件的更换为环保保存液。

14．全身灌注固定防腐是借助尸体的体内心血管循环系统，用静脉输液管和输液针头灌注防腐液，使防腐液流到全身各部位的方法。

第十五章　医学与医学生物学病理解剖学实验室安全

一、单选题

1．在生物因素操作性感染中，乙型肝炎病毒、丙型肝炎病毒和人类免疫缺陷病毒是（　）造成的、危及病理实验室工作人员的最常见的（　）感染源。

A．针头或锐器损伤，血源性　　B．细胞培养，体液源性

C．针头或锐器损伤，外源性　　D．细胞培养，体液源性

2．病理实验室工作中常用的试剂中，（　）对上呼吸道、眼睛和皮肤均有强烈刺激性，对神经系统、免疫系统、肝、肾等均可产生毒害，美国职业安全卫生研究所已将其列为人体疑似致癌物。

A．甲醛　　B．二甲苯

C．二氨基联苯胺　　D．多聚甲醛

3．病理实验室工作中常用的试剂中，（　）可经呼吸道、皮肤及消化道吸收，若短时间内吸入高浓度会出现头晕、头痛、恶心、呕吐、四肢无力、意识模糊等中毒症状。

A．甲醛　　B．二甲苯

C．二氨基联苯胺　　D．多聚甲醛

4．病理实验室工作中常用的试剂中，（　）作为免疫组化染色最常用的显色剂，其反应产物也是一种致癌的诱变剂。

A．甲醛　　B．二甲苯

C．二氨基联苯胺　　D．多聚甲醛

5．在尸体解剖实验室，一般用消毒剂如5.25%次氯酸钠（家用漂白剂：水的比例为1∶10）浸泡10 min去污，实际上比漂白剂更好的选择是使用（　），因为它不会破坏铝和钢。

A．戊二醛　　B．乙醇

C．甲醇　　D．碳酸钠

6．克雅病在石蜡组织块中因（　）从而使石蜡组织块中的朊病毒不具有传播性。

A．醛类固定剂可使组织块中的DNA灭活

B．醛类固定剂可使组织块中的DNA双链打开

C．醛类固定剂可使组织块中的蛋白质产生交联

D．醛类固定剂可使组织块中的蛋白质解体

7．使（　）的处理方法可使朊病毒变性，如应用1 mol/L氢氧化钠溶液。

A．DNA 降解和失活　　B．RNA 降解和失活
C．蛋白质变性和水解　　D．细胞降解和凋亡

8．在分子病理实验室，通风气流宜采用（　）方式，送风口和排风口的布置应有利于室内可能被污染空气的排出。

A．里送外排　　B．外送里排　　C．上送下排　　D．下送上排

9．有条件的分子病理实验室可安装负压装置，功能区内气压（负压）与室外大气压的压差值应（　），与相邻区域的压差（负压）应（　）。

A．＜ 40 Pa，＜ 20 Pa　　B．＞ 40 Pa，＞ 20 Pa
C．＜ 30 Pa，＜ 10 Pa　　D．＞ 30 Pa，＞ 10 Pa

10．病理解剖学实验室中尸体解剖室的面积不应（　）m^2。传染病的小解剖间出于消毒防污染的考虑，面积一般不（　）m^2。

A．小于 40，大于 30　　B．小于 50，大于 20
C．大于 40，大于 30　　D．小于 40，小于 20

11．病理解剖学实验室中尸体解剖室紫外灯的设计应根据房间的大小，以每 10 m^2 设（　）紫外灯为参数进行计算。

A．20 W　　B．30 W　　C．40 W　　D．50 W

12．病理解剖学实验室（　）是衡量解剖室是否能够接受传染病尸检能力的一个决定性指标。

A．是否具备新风系统　　B．是否具备独立楼宇系统
C．是否具备污水处理系统　　D．是否具备低温处理系统

13．鉴于便于消毒和清洁等因素，目前国内外多数解剖台、柜子、器械车、运尸车等器具均采用（　）材质。

A．铁　　B．塑钢　　C．铝合金　　D．不锈钢

14．病理组织需要在（　）于组织体积的 10% 福尔马林溶液（含 3.7% 的甲醛）中充分固定。

A．2 倍　　B．3 倍　　C．5 倍　　D．10 倍

15．分枝杆菌可在组织内存活数日，常规的福尔马林固定液或防腐剂难以使其灭活，含有（　）的 10% 福尔马林溶液能够杀灭分枝杆菌，包括结核分枝杆菌和其他的非典型性分枝杆菌。

A．50% 乙醇　　B．二甲苯　　C．二氨基联苯胺　　D．戊二醛

16．在处理过结核样本的实验室消毒，使用辐射强度在 100 $\mu w/cm^2$ 以上的 30 W 紫外线灯，在相对湿度 50% ~ 70% 的条件下，应至少照射（　）以上可使空气中结核杆菌杀灭效果达到 99. 9% 以上。

A．20 min　　B．30 min　　C．40 min　　D．60 min

17．病理解剖学实验室中，福尔马林等液体化学废弃物均要使用专门容器储存并标记，最大存放量为不能超过该容器的（　），由具有相关废液处理资质的单位进行收集并处理。

A．1/2　　B．2/3　　C．3/4　　D．8/9

二、判断题

1. 结核分枝杆菌由于感染性强，潜伏期长，大多数实验室获得性结核病是由处理标本引起的，气溶胶也是结核分枝杆菌最重要的传播途径。(　)
2. 人感染结核分枝杆菌的可能性决定于每一空气容积传染性微滴核的数量，而不是个体对微粒密度接触的时间。(　)
3. 研究结核分枝杆菌的病理实验室防护工作要求非常严格，所以这类病理实验室工作人员结核病感染机会比一般人群要低。(　)
4. 病理实验室工作中常用的试剂中，甲醛为剧毒，二甲苯为中毒，免疫组化显色剂 DAB 为无毒。(　)
5. 一般来说，在尸体解剖实验室，感染性物质是通过从针或其他锐器意外刺伤、溅入黏膜、吸入机体或通过之前存在的伤口直接进入机体。(　)
6. 在切颅骨和椎体时，应在锯子上放一个塑料罩子或真空骨尘收集器，或两种都用，以便减少骨尘气溶胶的产生。(　)
7. 为了减少气溶胶的产生，最好使用橡胶塞或软木塞的容器，而不要用弹性扣盖或螺纹盖口的容器。(　)
8. 为防止气溶胶产生，在锯骨之前湿润骨表面可以减少骨尘的播散。(　)
9. 尸检时可用连接下沉式水龙头的有软管的吸引器收集体腔内液体以防产生气溶胶，而不要用舀勺或冲洗球。(　)
10. 对传染病患者或者疑似传染病患者尸体解剖查验工作应当在卫生行政部门指定的具有传染病患者尸体解剖查验资质的机构内进行。(　)
11. 从事甲类传染病或者疑似传染病患者尸体解剖查验机构的解剖室，应当具备对外排空气进行过滤消毒的条件。(　)
12. 尸检后，所有要洗的衣服均按污染物处理；所有湿的衣服、毛巾或可重复使用的尸检服均应放于防漏袋子中转运，标注用于生物危害物。(　)
13. 停放传染病或疑似传染病患者尸体的场所、专用运输工具均应当按照规定严格消毒，但其他一般公用设施如使用过的单体冰柜、解剖台等按常规处理即可。(　)
14. 朊病毒在形态和化学成分上与病毒和传染性病原体基本相同，是一种含核酸、具有自我复制能力的感染性蛋白粒子。(　)
15. 阮病毒唯一的功能成分是一种正常脑蛋白质的异构体，具有异常的蛋白酶抗性。(　)
16. 克 - 雅病（CJD）是不能通过在福尔马林固定后的动物脑内孵育进而传染给实验动物的。(　)
17. 在石蜡组织块中的朊病毒不具有传播性。(　)
18. 能使核酸失活的物理方法（如煮沸、紫外线照射、电离辐射等）和化学方法（如核酸酶、羟胺、锌离子作用）均可对朊病毒起到灭活作用。(　)
19. 被感染朊病毒患者或疑似感染朊病毒患者污染的物品使用后应立即处理，防止干燥；同时，应立即使用快速灭菌程序。(　)
20. 当工作中有朊病毒感染或污染物时，一定要避免皮肤破损。解剖者应戴防切割手

套，如果皮肤不小心污染了，用 1 mol/L 氢氧化钠溶液擦拭 5 min，然后用大量水冲洗。（ ）

21．氢氧化钠属于危险化学品，建议提前大量配置并妥善保管，随取随用，不要反复多次配置。（ ）

22．可重复使用的被感染朊病毒患者或疑似感染朊病毒患者污染的物品，其消毒处理流程应视患者组织类型和被污染物品的危险性采取不同的消毒方法。（ ）

23．实验室合理布局可以根据自身需求，以“各区独立，防止污染”为原则，增减各功能区。（ ）

24．病理解剖学实验室的标本储藏室、冰冻切片室、组织包埋室、制片室、染色封片室、免疫组化室、特染室、诊断室、切片蜡块储存室均属于半污染区。（ ）

25．在分子病理实验室，为防止核酸气溶胶污染，各功能区需安装独立的通风系统，不得交叉通风，避免交叉污染。（ ）

26．在分子病理实验室，在生物安全柜操作面或其他有气溶胶产生的地点上方附近应该设置送风口。（ ）

27．在分子病理实验室，实验功能区均需设置缓冲区间，控制空气的流向，缓冲区间门具有互锁功能，不能同时处于开启状态。（ ）

28．在分子病理实验室，应在样本制备区而不是样本前处理区内安置紧急冲淋洗眼器装置，便于紧急事故的处理。（ ）

29．病理解剖学实验室中尸体解剖室应设工作人员进出解剖室专用大门和通道，使人与尸体不共道，同时另有专供尸体和运尸人员进出的厅道和面对运输道路的大门。（ ）

30．病理解剖学实验室整个尸检区域及其涉及内容均应被指定为生物危害区域并张贴适当的警告标志。（ ）

31．病理解剖学实验室中尸体解剖室解剖间及更衣间均应安装感应式或胳膊碰撞式水龙头开关。（ ）

32．碟式台面的解剖台在防止水的外溅上比槽式台面要好。（ ）

33．对于尸体解剖个人装备，推荐防切割和防刺穿的手部保护（塑料或钢手套）用于高风险的操作，有回顾性研究显示其可以有效减少损伤。（ ）

34．在病理解剖学实验室，对于一个新鲜尸检，只要签署了知情同意，最好进行完整的尸检，且必须将视其视为可能含有感染源来进行处理。（ ）

35．在病理解剖学实验室，如果要按顺序进行多个尸检，则首先应进行感染风险最小的尸体解剖，以免扩大感染。（ ）

36．病理解剖学实验室实验记录是严肃而认真的，若记录的文书被污染也不得丢弃，污染的文书其信息可以通过消毒的方法继续使用。（ ）

37．含结核分枝杆菌的痰液小滴的尘埃 8 ～ 10 h 后不再具有传染性。（ ）

38．在病理解剖学实验室，冰冻切片时箱盖应充分打开避免过小，切片时动作轻柔以避免碎屑气雾飞溅，操作过程中做好必要防护。（ ）

39．在病理解剖学实验室，切片工作完成后必须启动消毒程序，在全部工作结束后还应打开紫外线灯（照射时间不少于 30 min）或空气熏蒸器进行空气消毒。（ ）

40．在病理解剖学实验室，细胞学制片的消毒应尽量在生物安全柜中进行，避免用热风吹片或酒精灯烤片而产生气溶胶造成吸入或环境污染。（　）
41．在病理解剖学实验室，工作人员必须检测实验室福尔马林的浓度，应使实验室工作人员暴露于安全的浓度范围之内。（　）
42．在病理解剖学实验室，无论新鲜还是固定标本，应用盘子转运脏器至拍摄点以保持清洁，而摄影方式的选择需要参考实验室的布局和人员安排来决定。（　）
43．在病理解剖学实验室，如有手部损伤应先脱去手套（避免再次污染），撤离到半污染区自行处理创面，严禁其他工作人员参与处理以避免扩大污染。（　）
44．在病理解剖学实验室，尸检时建议使用尖头的剪刀，而不是钝头的，当一只手使用尖锐的器械时，另一只手应该使用一个长柄的镊子固定组织，而不要用另一只手直接拿组织。（　）
45．在病理解剖学实验室，在尸检结束缝合体壁时，用手固定皮瓣，而不是用大齿镊子或有齿钳。（　）
46．在病理解剖学实验室，如在尸检过程中被刺伤，应立即采取保护措施，可在伤口边轻轻挤压，尽可能挤出损伤处的血液，然后用0.5%聚维酮碘（碘伏）消毒伤口。（　）
47．病理解剖学实验室的感染性废弃物应用有标记的专用袋盛装、结扎和标记，由学校进行收集并统一处理。（　）
48．病理解剖学实验室，化学品要按无机物和有机物分类存放（生物培养剂一律纳入有机物类别），无机物按酸、碱、盐分类存放，盐类中按金属活跃性顺序分类存放。（　）
49．药品柜和试剂溶液均应避免阳光直晒及靠近暖气等热源，要求避光的试剂应装于棕色瓶中或用黑纸或黑布包好存于暗柜中。（　）
50．无标签或标签无法辨认的试剂虽然不可随意丢弃，但也不用当成危险品重新鉴别，只需小心处理掉即可。（　）
51．对于价格高昂的珍贵化学试剂，多余的化学试剂必须倒回原瓶避免浪费。（　）
52．病理实验室常见的易燃易爆危险品有乙醇、二甲苯、甲醛等，该类化学品必须拆箱分类存放于专用的化学品防爆柜中，且严禁在病理实验室存放大于20 L的瓶装易燃液体。（　）
53．病理实验室防爆柜外部要醒目张贴危险品标识并配备灭火装置，强酸强碱储存柜外也应张贴危险品标识。（　）
54．腐蚀化学品如盐酸、硝酸不得与碱类物质混存，而与易燃易爆物品存放到一起是允许的。（　）
55．化学危险品的存放与使用可以不用太频繁，但应做到每年要检查1次。（　）
56．由于甲醛、二甲苯等本身的毒性和挥发性，病理实验室要禁止明火。（　）

三、简答题

1．请简述病理解剖学实验室的主要组成部分。
2．请简述病理实验室风险来源中包括哪些生物性因素及主要感染途径。

3. 请简述病理实验室中造成气溶胶吸入的主要原因。
4. 请简述病理实验室生物风险因素二次感染的主要途径。

第十五章参考答案

一、单选题

1. A 2. A 3. B 4. C 5. A 6. C 7. C 8. C 9. D 10. A 11. B 12. C 13. D 14. D 15. A 16. C 17. B

二、判断题

1. √ 2. × 3. × 4. × 5. √ 6. √ 7. × 8. √ 9. × 10. √ 11. √ 12. √ 13. × 14. × 15. √ 16. × 17. √ 18. × 19. × 20. √ 21. × 22. √ 23. √ 24. × 25. √ 26. × 27. √ 28. × 29. √ 30. √ 31. √ 32. × 33. √ 34. √ 35. × 36. × 37. × 38. × 39. √ 40. √ 41. √ 42. √ 43. × 44. × 45. × 46. √ 47. √ 48. × 49. √ 50. × 51. × 52. √ 53. √ 54. × 55. × 56. √

三、简答题

1. 病理解剖学实验室包含常规病理科和病理教学用途的实验室以及进行病理尸体解剖的实验室。其中，常规病理科和病理教学实验室分别是病理诊断和教学的重要组成部分，是为病理诊断和教学提供人体标本或实验动物的取材及切片的场所；病理尸体解剖实验室是疾病状态下的尸体解剖的场所。
2. 病理实验室风险来源中的生物性因素包括：
   （1）新鲜组织（术中冰冻组织，分子病理和科研用新鲜标本）。
   （2）各种体液标本（如痰、尿、胸腔积液、腹水、宫颈刮片、纤维支气管镜毛刷等以及细胞学穿刺标本、组织细胞培养标本等）。
   这些生物性因素的感染途径主要包括操作性感染、气溶胶的吸入和实验室的二次感染。
3. 细胞学制片及组织细胞培养制片过程中烤片、吹片产生的气雾，术中冰冻切片时产生的组织碎屑升腾形成的气雾等都是造成病理实验室气溶胶吸入的主要原因。
4. 病理实验室生物风险因素二次感染的主要途径有：
   （1）未及时处理的组织、体液、组织细胞培养标本、器械、针筒等造成的环境污染及以及对人员的危害。
   （2）开放的污物垃圾桶等也可能造成环境污染以及对接触人员的二次感染。
   （3）受以上这些标本污染的实验台、地面、仪器设备等表面也会产生二次暴露接触。

第十六章　医学与医学生物学放射性实验室安全

一、单选题

1．放射性核素可分为（　）性核素和（　）性核素。

A．稳定、非稳定　　B．单体放射、多体放射

C．天然放射、人工放射　　D．辐射、非辐射

2．从放射性射线与粒子的特性来说，（　）射线的电离本领极大，对人体损伤力集中，可致细胞成团死亡，引起发炎或皮肤烧伤，因此，由该种射线造成的损伤难以恢复。

A．α　　B．β　　C．γ　　D．X

3．从放射性射线与粒子的特性来说，（　）射线的穿透力强，危险性最大，即使体外照射时，也容易引起体内各种病症。

A．α　　B．β　　C．γ　　D．激光

4．同γ射线一样，（　）射线也具有很强的穿透性。因此，大剂量该种射线的短期照射或微弱该种射线的长时间照射都会对身体造成严重的损伤。

A．α　　B．β　　C．X　　D．激光

5．放射性核素发出的射线作用人体的形式主要有（　）两种。

A．长照射和短照射　　B．内照射和外照射

C．强照射和弱照射　　D．单一照射和复合照射

6．机体受照射剂量较大，在（　）Gy 以上时，可造成细胞大量死亡，组织器官功能失代偿，表现为一系列全身症状。

A．0.2　　B．0.5　　C．1　　D．2

7．不管哪种射线，对机体组织作用的最终主要形式为（　），可使机体内起重要作用的生物大分子遭到破坏，诱发基因突变和染色体畸变，导致细胞功能损伤。

A．蛋白质变性　　B．DNA 损伤

C．RNA 损伤　　D．原子激发和电离

8．慢性放射病通常和造血组织损伤相联系，（　）是机体在受到照射时最为敏感的反应之一。

A．外周血白细胞数量减少　　B．外周血血小板数量减少

C．外周血血细胞数量减少　　D．外周血干细胞数量减少

9．辐射致癌一般有 10 ~ 20 年的潜伏期，其中辐射致（　）潜伏期最短，一般在

（　）之内便可以发生。

A．肺癌，3 年　　B．骨髓瘤，3 年

C．白血病，5 年　　D．甲状腺癌，5 年

10．放射防护的目的就是通过采取各种有效的放射防护措施，降低受照者所受到的辐射剂量，从而有效地避免（　）的发生，并将（　）的发生率降低到最低程度，有效保护实验人员和公众。

A．随机性效应，确定性效应　　B．确定性效应，随机性效应

C．固定性效应，随机性效应　　D．随机性效应，固定性效应

11．Ⅰ类、Ⅱ类放射源丢失、被盗、失控造成大范围严重辐射污染后果，或者放射性同位素和射线装置失控导致 3 人以上（含 3 人）急性死亡属于（　）放射性污染事故。

A．特大　　B．重大　　C．较大　　D．一般

12．Ⅰ类、Ⅱ类放射源丢失、被盗、失控，或者放射性同位素和射线装置失控导致 2 人以下（含 2 人）急性死亡或者 10 人以上（含 10 人）急性重度放射病、局部器官残疾的属于（　）放射性污染事故。

A．特大　　B．重大　　C．较大　　D．一般

13．Ⅲ类放射性源丢失、被盗、失控，或者放射性同位素和射线装置失控导致 9 人以下（含 9 人）急性重度放射病，局部器官残疾的属于（　）放射性污染事故。

A．特大　　B．重大　　C．较大　　D．一般

14．Ⅳ类、Ⅴ类放射性源丢失、被盗、失控，或者放射性同位素和射线装置失控导致人员受到超过年剂量限值的照射的属于（　）放射性污染事故。

A．特大　　B．重大　　C．较大　　D．一般

15．根据放射性核素的毒性，可将核素分为 4 组，分别是（　）。

A．高毒组、中毒组、低毒组、无毒组

B．高毒组、中毒组、低毒组、弱毒组

C．极毒组、高毒组、中毒组、低毒组

D．极毒组、高毒组、中毒组、弱毒组

16．按放射性核素日等效最大操作量的大小，可将非密封源工作场所分为（　）。

A．高、中、低 3 级　　B．甲、乙、丙 3 级

C．极高、高、中、低 4 级　　D．甲、乙、丙、丁 4 级

17．甲级非密封源工作场所日等效最大操作量为（　）Bq。

A．$> 4\times10^9$　　B．$2\times10^7 \sim 4\times10^9$

C．豁免活度值以上至 2×10^7　　D．豁免活度值以下

18．乙级非密封源工作场所日等效最大操作量为（　）Bq。

A．$> 4\times10^9$　　B．$2\times10^7 \sim 4\times10^9$

C．豁免活度值以上至 2×10^7　　D．豁免活度值以下

19．丙级非密封源工作场所日等效最大操作量为（　）Bq。

A．$> 4\times10^9$　　B．$2\times10^7 \sim 4\times10^9$

C．豁免活度值以上至 2×10^7　　D．豁免活度值以下

20．在放射性同位素储存保管时，易构成外照射的放射性物质应放入专门的（　）保险柜内，将发射（　）射线、能量较低的同位素放入专门地方。

A．铜柜式，β　　B．铜柜式，γ　　C．铅砖式，β　　D．铅砖式，γ

21．按照国务院发布的《放射性同位素与射线装置安全与防护条例》和原国家环保部发布的《放射性同位素和射线装置安全许可管理办法》，使用放射性同位素和射线装置的单位必须依法取得（　），禁止无许可证或者不按许可证规定的种类和范围从事放射性同位素和射线装置的使用活动。

A．辐射安全许可证　　B．放射安全许可证

C．射线安全许可证　　D．实验安全许可证

22．使用（　）的辐射工作单位的许可证，由国务院环保主管部门审批颁发；使用（　）的辐射工作单位的许可证，由省级政府环保主管部门审批颁发。

A．Ⅰ类放射性源和Ⅰ类射线装置；Ⅱ—Ⅴ类放射源和射线装置

B．Ⅰ类放射性源和Ⅰ类射线装置；Ⅱ—Ⅴ类放射源和Ⅱ类、Ⅲ类射线装置

C．Ⅰ类、Ⅱ类放射性源和Ⅰ类射线装置；Ⅲ—Ⅴ类放射源和射线装置

D．Ⅰ类、Ⅱ类放射性源和Ⅰ类射线装置；Ⅲ—Ⅴ类放射源和Ⅱ类、Ⅲ类射线装置

23．拟建放射性实验室的单位在申请领取许可证前，应当组织编制和填报环境影响评价文件，并上报（　）审批。

A．卫健委　　B．科技部　　C．环保主管部门　　D．教育部

24．两个辐射工作单位之间转让放射性同位素，每次转让前需报（　）审查批准。

A．所在地卫健委　　B．所在地公安主管部门

C．所在地市级环保主管部门　　D．所在地省级环保主管部门

25．两个辐射工作单位之间转让放射性同位素时，分批次转让非密封放射性物质的，转入单位可以每（　）一次上报所在地省级环保主管部门审查批准。

A．3 个月　　B．6 个月　　C．9 个月　　D．1 年

26．转入、转出放射性同位素的单位应当在转让活动完成之日起（　），分别将一份放射性同位素转让审批单送各自所在省级环保主管部门备案。

A．7 天内　　B．10 天内　　C．20 天内　　D．30 天内

27．装有放射性液体，特别是装有高活度［大约为放射性核素豁免水平（　）以上］液体的玻璃器皿，必须放在（　）贮存，以防止玻璃器皿破碎后造成放射性液体泄露而污染环境。

A．两倍，玻璃容器内　　B．两倍，金属和塑料容器内

C．三倍，玻璃容器内　　D．三倍，金属和塑料容器内

28．被贮存的放射源有可能放出放射性气体或气溶胶时，必须放在封闭的容器内，并将容器保存在（　）中。

A．通风橱　　B．安全柜　　C．超净台　　D．低温保存箱

29．辐射防护检测中个人剂量监测的内容包括（　）两部分。

A．长照射和短照射　　B．外照射和内照射

C．强照射和弱照射　　D．单一照射和复合照射

30. 辐射防护检测中常见的个人剂量计不包括如下的（ ）。
A. 个人剂量笔 B. 光玻璃剂量计
C. 热感应剂量计 D. 数字式个人报警器

31. 放射工作单位应当组织上岗后的放射工作人员定期进行职业健康检查，两次检查的时间间隔不应该超过（ ），必要时可增加临时性检查。
A. 1 年 B. 2 年 C. 3 年 D. 4 年

32. 为达成放射卫生防护与管理要求，放射性实验室应采取“三区配置”，即将放射性实验室整体划分为：（ ）。
A. 放射性活性区、非放射性活性区、中间区
B. 高活性区、中活性区、低活性区
C. 控制区、监督区、非放射工作区

33. 根据操作放射性物质的活度水平，放射性实验室的控制区可以分为（ ）。
A. 放射性活性区、中间区、非放射性活性区
B. 高活性区、中活性区、低活性区和清洁区
C. 监督区、中间区、非限制区

34. 在放射性实验室，操作放射性物质的放射性活度在毫居里水平的是（ ）。
A. 高活性区 B. 中活性区 C. 低活性区 D. 清洁区

35. 在放射性实验室，贮源室、核素发生器室、核素分生器室、开瓶分装室、污物处理室均属于（ ）。
A. 高活性区 B. 中活性区 C. 低活性区 D. 清洁区

36. 在放射性实验室，注射室、扫描室、洗涤室均属于（ ）。
A. 高活性区 B. 中活性区 C. 低活性区 D. 清洁区

37. 在放射性实验室，操作放射性物质的放射性活度在微居里水平的是（ ）。
A. 高活性区 B. 中活性区 C. 低活性区 D. 清洁区

38. 在放射性实验室，测量室和示踪室均属于（ ）。
A. 高活性区 B. 中活性区 C. 低活性区 D. 清洁区

39. 在选择防护屏蔽时，适用于操作活度不高、持续时间较短的 γ 或 β 液体辐射源的是（ ）。
A. 贮源防护屏蔽 B. 组合式防护屏蔽
C. 间接操作防护屏蔽 D. 直接操作防护屏蔽

40. 需要深埋处理，即需要埋在大约深几十米到几百米之间处置的放射性废物是（ ）。
A. 极低放废物 B. 低放废物 C. 中放废物 D. 高放废物

41. 适合于深埋到地下数百米或更深的稳定地层中处置的放射性废物是（ ）。
A. 极低放废物 B. 低放废物 C. 中放废物 D. 高放废物

42. 在用蒸发法处理放射性废液的过程中，减容比取决于（ ）。
A. 原废液的含盐量 B. 原废液的体积
C. 浓缩物的含盐量 D. 浓缩物的体积

43. 我国对放射性事故中的受照人员的分级救治实行（ ）医疗救治体系。

A．二级　　B．三级　　C．四级　　D．五级

44．放射性事故中受照人员的一级医疗救治是由（　）组织实施。

A．本单位　　B．本单位所在社区的社区医院

C．本单位所在省市应急医疗救治机构　　D．三级医疗救治单位

45．放射性事故中受照人员的二级医疗救治由（　）实施。

A．本单位　　B．本单位所在社区的社区医院

C．本单位所在省市应急医疗救治机构　　D．三级医疗救治单位

46．放射性事故中受照人员的三级医疗救治由（　）实施。

A．本单位　　B．本单位所在社区的社区医院

C．本单位所在省市应急医疗救治机构　　D．三级医疗救治单位

二、判断题

1．2014 年 12 月 9 日，原国家卫生和计划生育委员会发布《医学与生物学实验室使用非密封放射性物质的放射卫生防护基本要求》，这是我国首次出台有关医学与生物学实验室放射卫生防护的强制性标准。（　）

2．放射性核素，也称为放射性同位素。（　）

3．放射性衰变最早是由于观察到天然重元素铀的放射性而发现的。（　）

4．放射性物质与射线装置都可称为放射源，两者本质上相同。（　）

5．放射性同位素指不包括作为核燃料、核原料、核材料的其他放射性物质。（　）

6．放射性物质虽会产生放射线，但不会产生放射性废物。（　）

7．放射性实验室一般具有非封闭性放射性物质、以放射性源为主的封闭性放射性物质、辐射装置（辐射监测仪器等）3 类之一的物品。（　）

8．不同射线危险度不同，α 射线、β 射线、γ 射线、X 射线会对人体造成严重损伤，而除这 4 种射线以外的带电粒子如质子、中子射线都是对人体无害的，因此，在防护过程中应分别对待。（　）

9．如果人们的内照射属于被动方式，就应该用药物阻止在体内吸收，并加速将这些放射性核素排出体外，减少不必要的射线损伤。（　）

10．小剂量短时急性照射即可引起急性放射病。（　）

11．只有在发生意外放射性事故或核爆炸时才可能发生大剂量急性照射，而日常的小剂量急性照射可以采取挽救措施，所以在平时实验过程中不需要特别担心与格外谨慎小心。（　）

12．在一次或短时间（数日）内分次受到大剂量照射，即可引起急性放射病。（　）

13．人体在较长时间内连续或间断受到超剂量限值的照射，达到一定累积剂量后，可以发生慢性放射病。（　）

14．辐射导致人体发生癌症是射线对人体最重要的危害之一，目前的主流观点认为，辐射致癌有剂量阈值，即较高的剂量照射才可能导致癌症发生。（　）

15．辐射并不能引起一种特殊的“专有的”癌症，只是使人患癌症的可能性在原有本底水平上有所增高。（　）

16．在放射生物学上，确定性效应通常情况下存在剂量阈值。当超过受照剂量阈值

时，效应才会发生，且受照剂量越大，效应的严重程度越大。（　）

17．在放射生物学上，目前的主流观点认为，随机效应的发生不存在辐射剂量阈值，表现为受照剂量越大，效应的发生概率越高。（　）

18．在放射生物学上，随机效应的发生不存在辐射剂量阈值，表现为受照剂量越大，效应的严重程度越大。（　）

19．若少量放射性物质污染了实验室的局部范围，如实验室仪器表面或实验室局部台面，可采用去污和表面洗消方式解决。（　）

20．若放射性物质污染实验室较大范围，并且辐射剂量较大，可采用去污和表面洗消方式解决，然后继续使用该实验室。（　）

21．放射性核素不仅具有放射性活度的问题，还具有放射性毒性的问题，而且不同放射性核素具有不同毒性。（　）

22．实验人员进入放射性实验室不仅要面对放射性外照射，还会接触有毒性的放射性核素（吸收进入人体后形成内照射），以及操作与使用时间长短等问题。（　）

23．放射性核素毒性组别修正因子分别是：极毒，10；高毒，1；中毒，0.1；低毒，0.01。（　）

24．对放射性实验室的分级，要考虑的是放射性核素本身的毒性，而不是放射性核素的物理特性。（　）

25．放射性实验室严格分为甲级、乙级和丙级放射性实验室，不存在其他类型，如豁免水平的实验室。（　）

26．乙级放射性实验室可以在一般建筑物内，但应集中在同一层或同一端与非放射性工作场所分开。（　）

27．使用放射性同位素的实验室必须申领许可证，因目前的许可证没有登记范围，所以领得许可证后各实验室可根据实验需要自行决定要从事的放射性工作，但必须做好记录。（　）

28．放射性物质的使用、贮存场所和射线装置的工作场所必须设置防护设施，其入口处必须设置放射性标志、中文警示说明和必要的安全防护、报警装置或者工作信号。（　）

29．放射性物质，要建立双人双锁的存放与使用管理模式，其购置、报废、移交这些环节应有严格的审批与监管程序，而使用、检查、核实、分装、外借、归还这些环节应由各实验室自行登记和管理，这样既能确保安全又能方便使用。（　）

30．所有同位素的存放和使用，要实施双人管理制度，且根据辐射防护要求，双人要共同完成一套完整记录，不得存在双套记录。（　）

31．放射性同位素应建立账目，建立完整的登记和使用制度，记录放射性同位素核素名称、出厂日期、活度、标号、编码、使用人员、使用日期、使用量、归还日期等信息，做到账目清晰，账物相符。（　）

32．放射性物质和放射性仪器与设备采购时，申购人必须提出书面的采购申请，经放射性实验室安全管理领导小组与单位行政主管负责人签字同意后，方可自行对外采购订货。（　）

33．在放射性物质的采购过程中，订购人收货时必须认真检查和核对，做好登记，如

发现差错，应及时向设备处经办人员报告，以便妥善处理；如验收合格，要及时与设备部门经办人员联系办理报销和登记手续。（ ）

34．贮存放射性物质的空容器，不得随意乱丢，应由设备部门联系有关部门统一处理，严防污染环境，危及个人安全。（ ）

35．非放射专业的人员或者高校里的在校学生，因科研或学习需要偶尔从事放射性实验操作，可在经实验室负责人审批同意后，在实验室安全员的带领和指导下直接进入实验室工作。（ ）

36．对于已经学习过放射性专业知识的在校学生或者偶尔接触放射性的非放射工作人员，经实验室负责人审批同意后，可以独自在放射性实验室开展实验。（ ）

37．在配备防护铅衣的前提下，放射性同位素可以存放在办公室内。（ ）

38．人体裸露部位有划伤的放射工作人员在未愈期间只要不影响实验操作能力，穿戴好工作服的情况下，可以根据实验需要开展放射性工作。（ ）

39．放射性实验室处理粉末或易挥发的放射性样品时，应该在通风橱柜或手套箱内中进行。（ ）

40．放射性实验室的实验室人员身体受到意外污染时，应送医院检查，然后再由医务人员进行相关清洗。（ ）

41．放射性同位素只能在持有辐射许可证的单位之间转让，且未经批准不得转让放射性同位素。（ ）

42．放射源可以由使用单位统一贮存，也可以由符合放射源贮存要求的各放射性实验室自行贮存。（ ）

43．放射源贮存库墙外一米处的剂量率允许超过自然本底水平，但三米处的剂量率严禁超过自然本地底。（ ）

44．放射源贮存库内可以存放非放射性物质，但不能存放易燃、易爆、剧毒和腐蚀性物质。（ ）

45．放射源台账应详细记载放射源的核素名称、状态、品牌等基本信息（不包括出厂时间、标号和放射性活度）、存放日期、存放负责人、来源和去向。（ ）

46．不宜再用或废弃的放射源，经环保、公安部门批准，可交由放射性废物治理公司处置，不得擅自处理。（ ）

47．工作场所辐射监测中的外照射剂量监测主要是对 β、γ、X 射线的检测，不包括对中子射线的监测。（ ）

48．放射性空气污染最常见于铀、钍矿的开采，放射性同位素的涂描作业、生产加工以及开瓶分装等项工作；在实验室内很少发生空气污染问题，所以并不需要特别注意实验室内的空气污染监测。（ ）

49．任何有放射性同位素和射线装置存在的场所都应该设置放射性标志图和警示语句，提醒人们“当心电离辐射”，以免对人员造成不必要的射线伤害。（ ）

50．放射工作单位应当按照国家有关标准、规范的要求建立放射工作人员的个人剂量档案，该档案通常在放射工作人员脱离放射工作后方可停止保存。（ ）

51．第一、第二、第三类开放型放射性实验室大楼均可以设于城市市区，但要注意远离食堂、托儿所、医院等人群密集场所。（ ）

52．产生并向环境排放放射性废物的辐射装置，在建设前应对所选地址周围环境影响做出预评价，报环境保护部门审查批准后方可建设。(　)

53．放射性实验室选址不建议选择地势较高的地区，因为高处会使得放射性气体及气溶胶经烟囱排放至高空，会导致污染扩散得更远。(　)

54．在放射性实验室大楼选址过程当中，应同时考虑废水处理设施、废物临时存储室和废气排放烟囱的位置。(　)

55．第一、第二、第三类放射性实验室的工作场所均可设在一般建筑物内，但应集中在下风向同一层或一端，与非放射工作场所隔开。(　)

56．放射性实验室要按其所属类别，在污染源的周围划出防护监测区，作为定期监测放射性物质对周围环境可能污染的范围。(　)

57．放射性实验室的工作区和非放射工作区应严格分开，并在两者之间设立卫生通过区。(　)

58．在放射工作区内，高活性区一般设在平面的始端，且是主风的上风侧。(　)

59．在放射工作区内，非排放的流向以及室内人工通风系统的气流方向，均应由高放射性区流向低放射性区。(　)

60．在放射性实验室，清洁区应位于下风向侧，无放射性物质污染，包括办公室、会议室、图书室、资料室等。(　)

61．在放射性实验室，各区域的分布以危险程度较高的区域依次被危险程度较低的区域包围，人员在各区域之间的通行应当按照进入时从危险程度较低的区域到较高的区域，出来时则按反向顺序进行。(　)

62．对具有放射性的实验动物，在其饲养与实验过程中，虽然不涉及辐射防护的相关要求，但应符合普通实验动物的有关规定。(　)

63．放射性实验室房间面积不宜过小，以 40 m^2 以上为宜，房间高度应为 3 m 以上。(　)

64．放射性实验室需采用合理的送风和排风的循环流向系统。(　)

65．放射性实验室活性区室内空气对外部要保持负压，使空气从低活性区流向高活性区，即空气运动方向为清洁区→卫生通过区→监督区→控制区→净化处理设施→大气稀释排放。(　)

66．放射性实验室有两个通风柜时，应分别开关，不能两个通风柜同时开启。(　)

67．微居里水平的放射性核素分装、称重和研磨应在手套箱内进行（可用有机玻璃做成）。(　)

68．放射性实验室墙体离地面 2 m 以下涂以耐酸耐碱腐蚀的淡黄色油漆，天花板为白色油漆。(　)

69．放射性实验室高活性操作室所有管道（包括自来水、暖气片等）最好置于墙内暗装；电灯开关装于门外，最好采用感应式自动与弹簧门。(　)

70．放射性实验室放射性核素的开瓶、稀释、分装等过程必须在通风柜内进行，且通风柜应保持在负压条件下工作。(　)

71．放射性实验室的通风柜应设置在门、窗附近，这样能利于气流循环。(　)

72．用水洗涤材料表面的放射性污染去污率为聚乙烯＜玻璃＜不锈钢＜水泥。(　)

73．一般 α、β 放射性粉末或易吸入的有毒性物质的实验和封装工作，均应在手套工作箱内操作。（ ）
74．在手套工作箱内进行实验操作时，一般要利于通风机使工作箱内保持 10 ~ 20 mm 水柱的正压。（ ）
75．组合式防护屏蔽最常用是被制造成能够相互咬合、各种形状的铅砖。（ ）
76．使用放射性核素的实验过程中的洗脱液和闪烁液不属于放射性污染物，但细胞培养液和接触到放射性物质的器械冲洗液体属于放射性污染物。（ ）
77．豁免废物放射性活度浓度高于清洁解控水平，免受辐射防护监管控制。（ ）
78．在极低放废物中，长寿命的放射性核素浓度一般非常有限。（ ）
79．低放废物含有较高水平活度浓度的短寿命核素但不含有长寿命核素。（ ）
80．中放废物为不含长寿命核素的废物。（ ）
81．中放废物在常规控制期间，无法衰变到地表可以接受的活度浓度水平。（ ）
82．高放废物在其衰变过程中会产生大量长寿命核素而不是大量的热量。（ ）
83．放射性废气的来源主要为通风排气和工艺废气，这些放射性物质常以放射性气溶胶或气态放射性成分的形式存在。（ ）
84．在放射性气溶胶净化过程中，净化系统随着滤材中粉尘的积累，过滤效率逐步下降，阻力增大。当阻力增大到影响通风系统正常工作时，即需更换过滤器。（ ）
85．无论是短寿命的还是较长寿命的气态放射性核素，均应通过一定时间的封闭存放使其衰变至无害水平来处理，而不是用吸附或吸收过程来脱除。（ ）
86．放射性废气中若含有半衰期较长的核素，如 ^{129}I 等，其净化方法主要有溶液吸收法和固体吸附法。（ ）
87．由于 ^{129}I 寿命较长，在废气处置过程中必须将吸收或吸附的碘转化为某种适于做最终处置的固体形式。（ ）
88．放射性废液一般要经过净化浓缩与固化包装两步骤处理。（ ）
89．净化系数是用净化后废液的比活度除以原废液的比活度得出来的值。（ ）
90．减容比是用浓集物体积除以原废液体积得出来的值。（ ）
91．在用蒸发法处理放射性废液过程中，大量的水分经气化冷凝得到净化，非挥发性的放射性成分和盐类被留在少量的蒸残液中。（ ）
92．采用离子交换法处理放射性废液时，交换剂应先用酸液或碱液处理转型。（ ）
93．采用离子交换法处理放射性废液时，出水即得到净化，所以出水质量都是有保障的，不涉及进行再生的问题。（ ）
94．采用离子交换法处理放射性废液时，再生后的交换柱可重复使用。（ ）
95．采用化学沉淀法处理放射性废液时，在废液中加入凝聚剂使之生成絮状沉淀，通过沉淀或吸附的机制把放射性核素载带下来，上面的清液即得到净化。（ ）
96．放射性废液在净化浓集过程中产生的浓集物都必须转化成稳定的固体形式，且应具有良好的抗浸出性、化学稳定性和尽可能大的体积。（ ）
97．目前，低、中放废液的固化方法是玻璃固化，高放废液的固化方法主要是水泥固化、沥青固化和塑料固化。（ ）
98．放射性固体废物处理的目标是减容而不是提高稳定性。（ ）

99．可燃的和不可燃的放射性固体废物都可以用压缩方法减容，减容的效果取决于使用的压力而不是废物的形状。(　)

100．可燃的放射性固体废物在焚烧后，其中的放射性核素大部分集中在残留的灰分中，所以炉底的灰必须小心收集，再进行固化处理；其烟气经过净化，要除去其中的放射性成分。(　)

101．放射性事故应急处理预案应涵盖用源单位所有的放射源与射线装置，明确应急内容、应急流程及处理程序等内容。(　)

102．发生放射源丢失或被盗、误置、遗弃事故时，所在部门应当迅速根据放射源种类、活度，立即报告应急部门，并保护好现场。(　)

103．在放射性物质污染早期，手和皮肤污染的清洁可用有机溶剂和较浓的酸洗手，不宜用肥皂、洗涤剂、高锰酸钾、柠檬酸等进行清洗。(　)

104．放射性物质污染实验室表面后，清除污染越早越好，无论何种材料何种污染，一律均要先用水和去污粉或肥皂刷洗，以尽快稀释污染浓度。(　)

105．放射性物质污染实验室后，清洗工作应由低活性污染区开始，然后到高污染区，严防高活性污染区物质带入低活性污染区。(　)

106．放射性物质污染实验室后，清污尽量局限于污染区。(　)

107．在放射源意外丧失屏蔽，并且难以恢复其安全贮存位置的情况下，人员应该立即现场采取应急措施进行挽救直至安全状态，而不能马上撤离。(　)

108．射线装置机房进入失控后，应该减少照射时间、增加照射距离并立即切断电源或按下紧急开关，同时尽快撤离事故现场，到放射性实验室外安全区域。(　)

109．对于受到或怀疑受到急性辐射损伤人员应迅速送至专门的辐射损伤医疗单位进行诊断或治疗，同时应向医疗单位提供就诊人员个人剂量监测或估算结果，以及他们的受照情况。(　)

110．我国对放射性事故中的受照人员，是由医疗救治单位进行分级救治的，放射性实验室教科研人员不能擅自参与救治工作，所以应急救治的相关培训和教育，其对象是医疗救治单位的医护人员和管理人员而不是放射性实验室的教科研人员。(　)

111．除了定期进行培训和演练之外，放射性实验室还应做到应急响应的人力、物力和日常工作的“积极兼容”。(　)

112．辐射工作人员在初次进入放射性操作岗位之前，必须接受入岗培训，若考核成绩合格可从事所有放射性工作岗位，不需要在工作岗位调换时重复进行安全培训。(　)

113．辐射工作人员在入岗培训或换岗培训之后的在岗工作期间，需要定期进行再次培训。(　)

114．实验室人员在取得放射性安全培训合格证书之后，即可参加所有级别的辐射工作。(　)

115．放射安全培训计划应当适应不同培训重点的要求，以满足不同放射性实验室的运行要求。(　)

116．因为实验室领导并不参与实际实验操作，事实上很少会真正接触到放射性物质，

所以对于这些人的放射安全培训无论从广度还是深度上都不做要求。( )

117．因为放射性实验室各类访问人员停留时间不会太长，一般也不会受到明显的照射，所以可以不给予辐射安全培训。( )

118．放射性实验室应急人员除了常规培训之外，还应根据他们在应急情况下所担负的责任，使他们受到为履行这些责任所需要的辐射安全培训。( )

119．放射性实验室职业受照人员经过入岗培训后，需要进入新类型的、强辐射场工作时，无需进行附加的特殊培训但应严格限制其工作时间。( )

三、名词解释

1．放射性
2．放射性衰变
3．放射性核素
4．放射性物质
5．射线装置
6．放射性实验室
7．内照射
8．外照射
9．辐射的遗传效应
10．确定性效应
11．随机效应
12．放射性核素日等效操作量
13．个人剂量外照射监测
14．放射性废物
15．豁免废物
16．极短寿命废物
17．极低放废物
18．低放废物
19．中放废物
20．高放废物
21．放射性废物处理
22．放射性事故报告制度
23．职业受照人员
24．偶然受照人员

四、简答题

1．请简述放射性设备与仪器，连同实验所使用的放射性试剂，可以分为哪几类。
2．请简述根据放射源对人体可能的伤害程度，可将放射源分为哪几类。
3．请简述在医学与生物学实验室中常遇到的射线有哪几种。
4．请简述依据受照射剂量的大小，急性外照射放射病可分为哪几型。

5．请简述按照突发放射性污染事件可控性、严重程度、影响范围和紧急程度，突发放射性污染事件分为哪几级。
6．请简述使用放射性同位素和射线装置的实验室申领辐射安全许可证应当具备哪些条件。
7．请简述放射源的贮存要求。
8．请简述对开放型放射性实验室工作人员进行体内放射性核素剂量检测的方法。
9．请简述个人剂量（含外照射和内照射）监测应遵守的规定。
10．请简述放射源安全检查的主要内容。
11．请简述放射工作人员职业健康监护档案包括的主要内容。
12．请简述放射性实验室防护屏障的种类及各自适用的范围。
13．请简述放射性实验室会产生哪些放射性污染物。
14．请简述放射性废物处置的基本原则。
15．请简述放射性废物处理的目标。
16．请简述在发生放射性事故时，实验室工作人员和公众受到辐射的可能途径。
17．请简述放射性事故应急处理流程。
18．请简述放射性事故三级医疗救治体系的实施方（单位）和主要任务。
19．请简述放射性事故在实施现场救护时的原则。
20．请简述放射安全培训的主要类别及适用情况。

第十六章参考答案

一、单选题

1．C　2．A　3．C　4．C　5．B　6．C　7．D　8．A　9．C　10．B　11．A
12．B　13．C　14．D　15．C　16．B　17．A　18．B　19．C　20．C　21．A
22．B　23．C　24．D　25．B　26．C　27．D　28．A　29．B　30．C　31．B
32．C　33．B　34．A　35．A　36．B　37．C　38．C　39．D　40．C　41．D
42．A　43．B　44．A　45．C　46．D

二、判断题

1．√　2．√　3．√　4．×　5．√　6．×　7．√　8．×　9．√　10．×
11．×　12．√　13．√　14．×　15．√　16．√　17．√　18．×　19．√
20．×　21．√　22．√　23．√　24．×　25．×　26．√　27．×　28．√
29．×　30．×　31．√　32．×　33．√　34．√　35．×　36．×　37．×
38．×　39．√　40．×　41．√　42．√　43．×　44．×　45．×　46．√
47．×　48．×　49．√　50．×　51．×　52．×　53．×　54．√　55．×
56．√　57．√　58．×　59．×　60．×　61．√　62．×　63．×　64．×
65．√　66．×　67．√　68．√　69．√　70．√　71．×　72．×　73．√
74．×　75．√　76．×　77．×　78．√　79．×　80．×　81．√　82．×
83．√　84．√　85．×　86．√　87．√　88．√　89．×　90．×　91．√

92．√　93．×　94．√　95．√　96．×　97．×　98．×　99．×　100．√
101．√　102．√　103．×　104．×　105．√　106．√　107．×　108．√
109．√　110．×　111．√　112．×　113．√　114．×　115．√　116．×
117．×　118．√　119．×

三、名词解释

1．放射性：是指某种核素的原子核自发发生衰变，释放出一些射线（α 射线或 β 射线或 γ 射线）或粒子，而变成另一种核素的性质。

2．放射性衰变：是指某种核素的原子核自发地放出某种射线，进而转变成别种核素的原子核的现象。

3．放射性核素：是指能发生放射性衰变的核素，也称放射性同位素。

4．放射性物质：是指能够自发释放出一些射线（α 射线或 β 射线或 γ 射线）或粒子的物质。

5．射线装置：能够产生预定水平 X、γ 电子束、中子射线等的电器设备、或内含放射源的装置（高能加速器除外）。

6．放射性实验室：是利用电离辐射技术开展辐射监测、放射性核素分析及其在相关领域应用的实验场所。

7．内照射：在实验室内，不管是起因于实验因素还是误操作等而带来的放射性事故，还是其他原因，导致放射性核素经静脉、皮肤、口腔或呼吸道等进入生物体内，对该机体产生照射，这种照射形式叫作内照射。

8．外照射：放射性物质在生物体之外，对生物体产生了照射，叫作外照射。这种照射方式包括出于诊疗为目的的 X 射线、γ 射线等医学检查和治疗，以及放射性工作中接受的外照射或事故原因等被动接受的外照射。

9．辐射的遗传效应：是指辐射导致生殖细胞（精细胞、卵细胞）突变，进而导致受照者的后代出现多种遗传性疾病。

10．确定性效应：在放射生物学上，将效应的严重程度与受照剂量相关的辐射效应叫作确定性效应。例如，急性放射病、慢性放射病、放射性白内障，放射性皮肤损伤等即为确定性效应。

11．随机效应：在放射生物学上，若效应的发生概率与受照剂量相关，而严重程度与剂量大小无关的辐射效应叫作随机效应。例如，辐射致癌效应和辐射遗传效应即为随机性效应。

12．放射性核素日等效操作量：是指放射性核素的实际日操作量（Bq）与该核素毒性组别修正因子的积，除以与操作方式有关的修正因子所得的商。

13．个人剂量外照射监测：一般是测量个人在一段时间内或一次性操作过程所接受 β、γ、X 射线或中子流外照射的剂量，以及对特殊操作或事故处理等进行的个人剂量监测。

14．放射性废物：是指在实验过程中产生的含有放射性物质或被放射性物质污染的、其放射性比活度或浓度大于审管部门规定的清洁解控水平的、预测不会再利用的、任何物理形态的废物。

15．豁免废物：是指这类放射性废物的比活度或比浓度低于清洁解控水平，且免受辐射防护监管控制的放射性废物。

16．极短寿命废物：是指可在一个长达几年的时间内存放衰变，最终达到监管机构批准的无须控制的处置、使用或排放要求，而无须再行监管控制的放射性废物。这类放射性废物所含有的主要为短半衰期核素。

17．极低放废物：是指这类废物高于放射性的清洁解控水平，但并不需要高级别的限制和隔离，可以在近地表填埋场形式的设施中处置，对其进行有限监管控制。这种填埋场形式的设施可能还含有其他有害废物。其代表的废物包括低活度的土壤和碎石。

18．低放废物：是指这类废物高于放射性的清洁解控水平，但含有一定量长寿命核素的废物。这类废物需要强行隔离和限制长达几百年的时间，适合于在近地表处置场中处置。

19．中放废物：是指含有长寿命核素的废物，应该采取比近地表处置要求更高的限定与隔离措施，但是，对于它们在储存和处置期间的散热问题，可以无需采用额外的限控方法。中放废物种可能含有长寿命核素，尤其是释放出 α 的核素，在常规控制期间，无法衰变到地表可以接受的活度浓度水平。因此，这类废物需要深埋处理，大约要埋在地下几十米到几百米之间，即为中等深度地质处置。

20．高放废物：是指这类放射性核素的活度浓度很高，在其衰变过程中产生大量的热或者含有大量长寿命核素，在对其处置设计中应该考虑这些问题，不然，就无法对其做到安全处置。对于它的处置，一定要采用深层地质处置，即将其深埋到地下数百米或更深的稳定地层中。

21．放射性废物处理：放射性废物最终变成可以处置形式的过程叫放射性废物处理。

22．放射性事故报告制度：是指一旦发生放射性事故，实验室事故现场负责人应立即向应急响应组织负责人报告。实验室领导和应急响应组织负责人应按照应急计划和程序启动应急响应，指挥控制、缓解事故，按照有关规定向相关部门报告。如有放射性物质污染环境，应及时向环境保护部门报告。如果应急事态特别紧张，事故现场的负责人有义务主动承担起指令启动应急响应和指挥控制缓解事故的责任。

23．职业受照人员：是指那些在职业性工作中经常有可能受到某种程度照射的人员。

24．偶然受照人员：是指那些并不操作放射性物质或其他辐射源，但因其职责而可能偶然进入辐射区域的工作人员。

四、简答题

1．放射性设备仪器与试剂，可以分为六大类：放射性物质（包括放射性同位素）、辐射设备与射线装置、放射性检测与监测的仪器与设备、放疗性的仪器与设备、放射性防护的仪器与设备、放射性实验的辅助仪器与设备。

2．根据放射源对人体可能的伤害程度，将放射源分为 5 类：

（1）Ⅰ类放射源属极危险源。没有防护情况下，接触这类源几分钟到 1 小时就可致人死亡。

（2）Ⅱ类放射源属高危险源。没有防护情况下，接触这类源几小时至几天可以致人死亡。

（3）Ⅲ类放射源属中危险源。没有防护情况下，接触这类源几小时就可对人造成永久性损伤，接触几天至几周也可人死亡。

（4）Ⅳ类放射源属低危险源。基本不会对人造成永久性损伤，但对长时间、近距离接触这些放射源的人可能出现可恢复的临时性损伤。

（5）Ⅴ类放射源属极低危险源。不会对人造成永久性损伤。

3．在医学和生物学实验室中常遇到的射线主要为：α射线、β射线、γ射线、X射线、质子射线、重离子射线。

4．依据受照射剂量的大小，急性放射病可分为：以骨髓造血组织损伤为基本病变的骨髓型急性放射病（1 ~ 10 Gy）、以肠胃道损伤为基本病变的肠型急性放射病（10 ~ 50 Gy）和以脑组织损伤为基本病变的脑型急性放射病（50 Gy 以上）。

5．按照突发放射性污染事件可控性、严重程度、影响范围和紧急程度，突发放射性污染事件分为4级，即特大放射性污染事故（Ⅰ级）、重大放射性污染事故（Ⅱ级）、较大放射性污染事故（Ⅲ级）、一般放射性污染事故（Ⅳ级）。

6．使用放射性同位素和射线装置的实验室要申请领取辐射安全许可证，应当具备以下条件：

（1）使用Ⅰ类、Ⅱ类、Ⅲ类放射源或使用Ⅰ类、Ⅱ类射线装置的单位，应当设立专门的辐射安全和环境保护管理机构，或者至少有一名具有本科以上学历的技术人员专职负责辐射安全与环境保护管理工作；对于其他放射性物质类型的辐射单位，应当有一名具有大专以上学历的技术人员专职或者是兼职负责辐射安全与环境保护管理工作。

（2）从事此类实验工作的人员必须通过辐射安全与防护专业知识及相关法律、法规的培训和考核。

（3）单位应当有满足辐射防护与安全保卫要求的放射源暂存库和设备。

（4）使用场所有防止误操作、工作人员和公众受到意外照射的安全措施。

（5）配备和辐射类型与辐射水平相适应的防护用品和检测仪器。

（6）有健全的操作规程、岗位职责、辐射防护和安全保卫制度、设备检修维护制度、放射源同位素使用登记制度、个人培训计划、监测方案等。

（7）有完善的辐射事故应急措施。

（8）有确保放射性废气、废液、固体废物达标排放的处理能力或者可行的处理方案。

7．放射源贮存的要求：

（1）贮存库墙外1米处的剂量率不能超过自然本地水平。

（2）库房的建筑必须采取有效的防火、防水、防盗、防丢失、防破坏、防射线泄露等安全防护措施。

（3）库房应坚固完整，门锁齐全（双人双锁管理），窗有铁护栏。

（4）库内通风良好，并装监控、报警设备。

（5）在库房外的明显处，应贴有放射性标志符号。

(6) 贮存库不能与易燃、易爆物品库连建在一起。

(7) 库内不得存放非放射性物质，更不能存放易燃、易爆、剧毒和腐蚀性物质。

8．在开放型放射性实验室工作的人员进行体内放射性核素的剂量检测常用方法有两种，分别是：

(1) 用体外测量的方法，估算体内放射性核素积存量。

(2) 用（有些核素只能用）测定工作人员或患者的排泄物（尿、粪）和肺呼出气体当中的放射性核素的含量、活度等方法。

9．个人剂量监测应遵守以下规定：

(1) 外照射个人剂量监测周期一般为 30 天，最长不超过 90 天。内照射个人剂量的监测周期按照有关规定执行。

(2) 建立并终生保存个人剂量监测档案。

(3) 包括实验室工作人员在内的所有电离辐射从业人员年辐射剂量标准为 20 msv 以下，5 年中最高的一年不超过 50 msv。

10．放射源安全检查的主要内容为：

(1) 辐射工作单位的安全负责人对安全防护工作是否重视，对存在的隐患和问题是否能及时检查、发现与解决。

(2) 辐射工作单位对国家相应法规的落实和执行情况，是否有保证国家法规贯彻执行的相应规章制度，以及岗位责任落实情况。

(3) 辐射工作单位是否建立健全了安全防护管理机构，是否有工作计划与日常工作情况是否正常，单位领导对安全防护管理机构工作的支持情况。

(4) 安全防护设施是否符合安全要求。

(5) 放射性同位素的使用、保管是否安全，有无隐患和漏洞之处。

(6) 放射性工作人员的个人情况、技术水平、教育和培训工作计划及落实情况。

11．放射工作人员职业健康监护档案应包括以下内容：

(1) 职业史、既往病史和职业照射接触史。

(2) 历次职业健康检查结果及评价处理意见。

(3) 职业性放射性疾病诊疗、医学随访观察等健康资料。

12．放射性实验室防护屏障的种类及各自适用的范围为：

(1) 组合式防护屏蔽：最常用的是被制造成能够相互咬合、各种形状的铅砖。通常摆在通风柜操作口处，与铅玻璃形成操作屏障以便分源、淋洗或组合成一定形状的辐射围屏，包绕辐射源以防止漏射线。

(2) 直接操作防护屏蔽：适用于操作水平不高、持续水平较短的 γ 或 β 液体辐射源。这种操作不需要在通风柜和手套箱内进行，故采用这种防护屏可将操作者的身体或主要部位与辐射源隔离。

(3) 贮源防护屏蔽：适用于对 β 或 γ 放射源的应用前贮存、应用过程中短暂的转移贮存和应用后污染废物的暂时贮存等。

13．放射性实验室内产生的放射性污染物主要包括：

(1) 使用放射性核素的实验过程中所使用的纸（吸水纸、层析纸、滤纸等）、滤膜、手套、塑料吸头、培养板、培养皿、空的同位素瓶、注射器等放射性材料沾污造成的固体废物。

（2）动物尸体、废弃的组织和器官、动物尿液、血液和其他生物废物。

（3）使用放射性核素的实验过程中产生的液体（细胞培养液、洗脱液、闪烁液、接触到放射性物质的器械冲洗液体等）。

（4）放射性核素在使用后所遗留的包装容器及其残留的放射性物质。

（5）从涉及放射性物质的事件或事故中产生的废物。

（6）其他被认定为实验活动中产生或遗留的放射性废物，包括放射性废气和带有放射性的实验样品等。

14．放射性废物处置的基本原则为：

（1）保护人体健康。

（2）保护环境。

（3）减少影响。

（4）保护后代。

（5）符合国家有关的法律与法规。

（6）放射性废物产生和管理要有相关性。

（7）确保设施寿期内的安全与可靠。

15．放射性废物处理的目标是：

（1）减少放射性废物随流出物排入环境的数量。

（2）把废物绝大部分放射性物质集中到体积尽量小的稳定物体中以待处置。

16．在发生放射性事故时，实验室工作人员和公众受到辐射的可能途径有：

（1）直接来自放射源或辐射装置的辐射所产生的外照射。

（2）衣服和皮肤上的放射性污染所产生的外照射。

（3）事故释放的气载有放射性物质所产生的外照射，或沉降到地面上和其他表面上形成的沉积物所产生的外照射。

（4）吸入事故释放的气载有放射性物质所产生的内照射。

（5）食入被放射性物质污染的食物和水所产生的内照射。

（6）被误置、丢失、遗弃或被盗的放射源或放射性污染严重金属物件进一步通过废金属回收、熔炼和加工成金属制品进入社会生活产生的照射。

17．放射性事故应急处理流程为：

（1）发生放射性事故应首先迅速将受照人员疏散，封锁相关区域，保护事故现场。

（2）同时报告辐射事故应急领导小组和负责人。

（3）立即逐级向相关部门报告，再按领导指示采用其他措施。

（4）发现辐射伤病人员时应立即送至专门的辐射损伤医疗单位进行救治。

18．放射性事故三级医疗救治体系的实施方和主要任务分别为：

（1）一级医疗救治也称现场救治或场内救治：由本单位组织实施，必要时可请求场外支援。主要任务是发现和救出伤员，对伤员进行初步的医学处理，抢救需紧急处理的伤员。

（2）二级救治又称为地区救治或当地救治：由本单位所在省市应急医疗救治机构实施，主要任务是对中度及中度以下的辐射损伤和放射复合伤伤员，以及中度以上的各种非辐射性损伤伤员进行确定诊断与治疗。

（3）三级救治（又称专科救治）：由三级医疗救治单位实施。三级医疗救治单位为国家指定的设有辐射损伤治疗专科的综合医院，主要任务是收治重度和重度以上的急性放射病、放射性复合伤人员，进一步明确诊断，并给予良好的专科治疗。必要时要对一、二级医疗救治单位给予支援和指导。

19．在遭遇放射性事故实施现场救护时，应遵守快速有效、边发现边抢救、先重后轻、对危重伤员先抢救后除污染、保护抢救者的原则。

20．放射安全培训分为：

（1）入岗培训：工作人员在初次进入某放射性操作岗位之前，所必须接受的与该岗位的安全操作要求相适应的辐射安全培训，也可称作职业前培训。

（2）换岗培训：辐射工作人员调换工作岗位时，由于岗位不同而必须补充的安全培训。

（3）再培训：在入岗培训或换岗培训之后，由于辐射安全出现新的要求，或者由于脱离岗位较长时间而需要的再次培训。

（4）应急人员的培训：在应急情况下，参加应急行动的各类非专门从事辐射安全工作的人员。

（5）有资格单位的培训：获得上级辐射安全主管部门认可的，有资格负责组织其管辖范围内辐射工作人员的辐射安全培训并发放培训合格证书的单位。在他们具有该资格之前，也要对他们进行培训。

第十七章　医学与医学生物学教学实验室安全

一、单选题

1．根据《高等学校基础课实验教学示范中心建设标准》，医学与医学生物学教学实验室房间高度应不低于（　）m。

A．2　　B．2.5　　C．3　　D．3.5

2．根据教育部《高等学校基础课实验教学示范中心建设标准》文件要求，教学实验人均实验室面积至少（　）m^2。

A．2　　B．2.5　　C．3　　D．3.5

3．医学检验专业教学实验室要至少满足生物安全（　）实验室的建设标准。

A．Ⅰ级　　B．Ⅱ级　　C．Ⅲ级　　D．Ⅳ级

4．烘箱、电阻炉等加热设备的服役期一般最多为（　）年。

A．5　　B．6　　C．10　　D．12

5．按照目前我国高校实验教学的实际情况，涉及实验动物与感染性病原体的生物类实验，应尽量在内容设计上符合动物生物安全（　）实验室或生物安全（　）实验室的防护要求。

A．Ⅰ级，Ⅰ级　　B．Ⅱ级，Ⅱ级

C．Ⅲ级，Ⅲ级　　D．Ⅳ级，Ⅳ级

6．按照目前我国高校实验教学的实际情况，如实验内容涉及卫生部发布的《人间传染的病原微生物名录》第三类危害程度以上的病原微生物如金黄色葡萄球菌、志贺菌、伤寒沙门菌、产气肠杆菌、肺炎链球菌等的培养、观察、鉴定以及动物感染等操作，则应在生物安全（　）实验室或动物生物安全（　）实验室的防护条件下完成。

A．Ⅰ级，Ⅰ级　　B．Ⅱ级，Ⅱ级

C．Ⅲ级，Ⅲ级　　D．Ⅳ级，Ⅳ级

7．按照目前我国高校实验教学的实际情况，如实验内容涉及临床样本的微生物检验等实验操作，应在生物安全（　）实验室条件下完成。

A．Ⅰ级　　B．Ⅱ级　　C．Ⅲ级　　D．Ⅳ级

8．剧毒、易制毒、易制爆、易爆、麻醉药品与精神类药品等化学品的存放、保管、领取、使用、处置均应遵循相关安全流程并保留（　）记录。

A．购买　　B．用量　　C．储存　　D．台账

9．医学与医学生物学教学实验室助教一般应至少先要完成（　）量的实验教学训练才能带领学生开展实验活动。

A．同等　　B．2倍　　C．3倍　　D．10倍

10．医学与医学生物学教学实验室要建立规范的岗前安全培训和（　），对进入实验室的教师必须进行安全技能和操作规范培训，未经相关安全教育并取得合格成绩者不得进入教学实验室工作。

A．安全准入制度　　B．安全学习制度

C．安全考核制度　　D．安全教育制度

二、判断题

1．医学与医学生物学教学实验室安全管理的核心理念是尽最大可能预防安全事故，特别是防止群体性伤害事件的发生，以维护学校和社会的安全稳定。（　）

2．事故致因理论轨迹交叉论认为：事故的发生是人的不安全行为（失误）和物的不安全状态（故障）两大因素综合作用的结果；而在构成伤亡事故的人与物两大系列因素中，物的因素占绝对地位。（　）

3．实验操作人员的失误与风险性材料或设备是实验室安全风险的主要来源。（　）

4．由于医学与医学生物学教学实验室是教学实验室而不是科研实验室，所以2018年教育部在《高等学校实验室安全检查项目表》中对于实验场所与安全设施的管理提出的要求不适用于医学与医学生物学教学实验室。（　）

5．使用放射性同位素和有害射线的医学与医学生物学教学实验室与科研实验室不同，有三废处理措施，符合环保要求即可，相关许可证不是必须的。（　）

6．教学实验室实验台间距应高于科研实验室1.2米的要求，要设计为1.5米及以上的高度。（　）

7．为防止有机化学试剂的腐蚀现象，教学用化学实验室下水管道材质一般采用铸铁材质。（　）

8．对实验室烘箱、冰箱、恒温箱、空调等固定设备，设计专用供电电源，确保不因在实验结束后切断实验室电源时而影响其正常工作。（　）

9．实验室的马弗炉、电烤箱、离心机等大功率设备可以和其他设备共用电源，不需要单独设计电源。（　）

10．口腔医学烤瓷铸造教学实验室、仿头模教学实验室、临床见习等实验室需配备稳压电源。（　）

11．教学实验设备的安置应该遵循安全与方便使用的原则，通常高值的贵重设备应该单独放置并专人管理，依据功能设立专门的仪器室；低值的常用设备可以按照教学科目安置，方便使用与管理。（　）

12．医学与医学生物学教学实验室的钢瓶储存的一般是安全气体，所以防倾倒装置不是必须配备的。（　）

13．医学与医学生物学教学实验室的钢瓶必须配备防倾倒装置，但液氮罐不是必须配备防倾倒装置的。（　）

14．涉及化学品的实验室建议使用明火电炉进行相关加热操作。（　）

15．贮存危险化学品的冰箱为防爆冰箱或经过防爆改造的冰箱。（　）

16．易燃易爆试剂应使用无霜型冰箱进行储存。（　）

17. 医学与医学生物学教学实验室培养室紫外线消毒灯的开关须与照明灯开关并列排放。( )
18. 医学与医学生物学教学实验室的气体钢瓶、高压灭菌器、高压反应釜等压力容器达到特种设备标准的，需取得《特种设备使用登记证》并定期检验；操作人员需取得《特种设备作业人员证》。( )
19. 医学与医学生物学教学实验室的设备出现故障而暂时尚未维修时应该设立停用警示牌提示。( )
20. 学生在充分了解仪器设备的操作规程与风险这些理论知识的基础上就可以对医学与医学生物学教学实验室的设备进行实验操作，教师或助教能在现场指导其操作更好，但不是必需的。( )
21. 实验室冰箱中可以放置食品。( )
22. 医学与医学生物学教学实验室人员众多的特点决定了其实验内容应该尽量避免高危险化学品与生物样品的使用。( )
23. 医学与医学生物学教学实验室化学品存放时氧化物和还原物可以放在一起，但必须遵循固 / 液、酸 / 碱分开的原则。( )
24. 医学与医学生物学教学实验室有机溶剂储存区应远离热源和火源。( )
25. 为了实验需要，实验室试剂柜中可以放置电源插座或接线板。( )
26. 剧毒、易制毒、易制爆、易爆、麻醉药品与精神类药品等购买前必须经学校审批，报公安机关或相关部门批准或备案后，向具有经营许可资质的单位购买，不得私自从外单位获取管控化学品。( )
27. 具有感染性风险的生物样品、菌（毒）株、实验动物与临床样本等必须通过正规途径从具备资质的单位获得，实验室负责人应当指定专人管理，其存放、保管、领取、使用、处置均应遵循相关安全流程并保留台账记录。( )
28. 医学与医学生物学教学实验室中，教师在所有涉及风险材料与试剂的实验课程中可以不进行示范性操作演示，但要通过理论讲解向学生讲明操作风险及防范措施，使实验人员在开展实验前做好风险防控的心理准备。( )
29. 医学与医学生物学教学实验室对参与教学的助教没有特殊的要求，只要了解相关要求可随时上岗。( )
30. 实验室人员管理的核心要素是达成安全责任、安全意识与安全行为的“知行合一”。( )
31. 学生在进入实验室前应该事先预习实验内容，了解实验操作中可能出现的风险与防护措施，在实验中严格遵守操作规程，做好个人防护，在出现意外状况时及时向教师汇报处置。( )
32. 实验室事故与实验操作与管理人员普遍存在的侥幸心理、自负心理与从众心理等心理诱因密切相关。( )
33. 虚拟仿真实验教学中心的建设任务是实现真实实验不具备或难以完成的教学功能。( )
34. 在医学与医学生物学教学实验室中安装监控设施是及时发现安全风险及管控人员行为的重要措施。( )

35．经过相关安全教育但暂时未取得合格成绩者可以先进入教学实验室开展学习和工作。（ ）

三、名词解释

1．实践教学
2．“五双”管理制度

四、简答题

1．医学与医学生物学实验室的安全教育除了一般的实验室所关注的防火、防电、防盗之外，有哪些特殊之处？
2．请简述医学与医学生物学教学实验室安全教育的主要内容和意义。

第十七章参考答案

一、单选题

1．B 2．B 3．B 4．D 5．A 6．B 7．B 8．D 9．C 10．A

二、判断题

1．√ 2．× 3．√ 4．× 5．× 6．√ 7．√ 8．√ 9．× 10．√
11．√ 12．× 13．× 14．× 15．√ 16．× 17．× 18．√ 19．√
20．× 21．× 22．√ 23．× 24．√ 25．× 26．√ 27．√ 28．×
29．× 30．√ 31．√ 32．√ 33．√ 34．√ 35．×

三、名词解释

1．实践教学：是指高校根据自己的专业培养目标，按照教学大纲要求，组织学生通过基本技能训练、实践能力培养来获取感性知识为教学目的的各种教学形式的统称。
2．“五双”管理制度：是指双人收发、双人记账、双人双锁、双人领取和双人使用。

四、简答题

1．医学与医学生物学实验室除了一般的实验室所关注的防火、防电、防盗之外，在医学实验室安全隐患中试剂药品安全、仪器设备的操作安全、实验用动物、微生物和放射性等诸多因素应纳入到安全教育，尤其加强危险化学品安全管理、安全使用的培训。
2．医学与医学生物学教学实验室安全教育在教学实验室中非常重要，主要包括安全思想教育、安全法制教育、安全责任教育及相关安全操作技术培训。通过安全教育，使得实验室相关学习、工作、管理人员能在实验过程中清楚不安全因素及相应预防措施，一旦发生事故，能迅速、冷静地处理，最大程度降低安全损失。